DU

GLAUCOME

SA NATURE

SON TRAITEMENT

PAR

Le Docteur REEB,

Chef de clinique des Quinze-Vingts

PARIS

OCTAVE DOIN, LIBRAIRE-EDITEUR

2 RUE ANTOINE-DUBOIS, PLACE DE L'ECOLE-DE-MÉDECINE

—

1876

DU

GLAUCOME

SA NATURE

SON TRAITEMENT

PAR

Le Docteur REEB,

Chef de clinique des Quinze-Vingts.

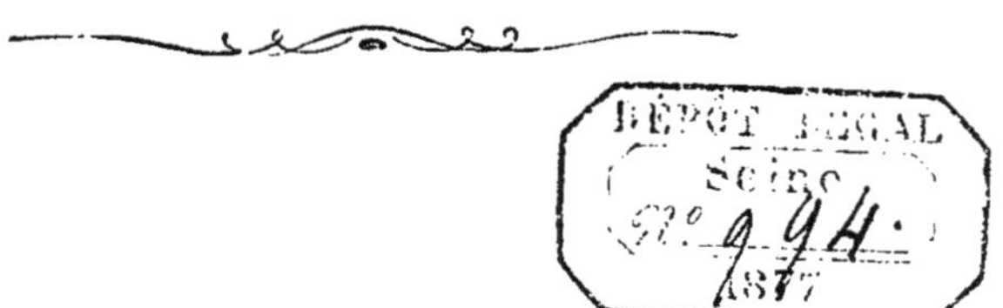

PARIS

OCTAVE DOIN, LIBRAIRE-EDITEUR

2 RUE ANTOINE-DUBOIS, PLACE DE L'ECOLE-DE-MÉDECINE

—

1876

A MON PÈRE ET A MA MÈRE

A MES AMIS

A mon Président de thèse :

M. LE PROFESSEUR TRÉLAT
Chirurgien de la Charité,
Membre de l'Académie de médecine,
Chevalier de la Légion d'houueur.

A notre Maître :

M. LE Dr FIEUZAL
Médecin en chef de l'hospice national des Quinze-Vingts.

DU GLAUCOME

SA NATURE, SON TRAITEMENT

INTRODUCTION.

Il n'y a pas dans toute l'ophthalmologie de question qui ait donné lieu à autant de théories et d'hypothèses que le glaucome, tant au point de vue de sa nature qu'au point de vue de son traitement; et le fait n'est pas étonnant lorsque l'on songe aux cas relativement nombreux de cette affection et aux suites irréparables qu'elle entraîne.

Le glaucome a été l'objet des recherches de tous les praticiens qui ont fait de l'ophthalmologie une étude particulière : la bibliographie est nombreuse, et renferme des données aussi intéressantes que variées. Nous avons consigné dans notre travail tous les documents qui nous semblaient se rapprocher le plus de l'expérience clinique; pensant qu'il y a toujours quelque chose do téméraire à quitter le terrain de l'observation pour se laisser aller à la fantaisie de son esprit: celui-ci, en effet, est toujours trop prompt à briser les chaînes qui le rattachent au travail souvent ingrat, il est vrai, d'une investigation lente. Afin d'éviter l'écueil d'une excursion dans les domaines d'une pure hypothèse, nous nous bornerons à signaler les différents faits que fournissent l'expérience et la clinique; car nous ne devons pas faire la maladie, nous devons chercher à la surprendre dans ses manifestations mystérieuses.

L'observation nous montre, dans le glaucome, un phénomène constant : l'augmentation de la pression intra-oculaire : nous allons faire voir, dans notre travail, dans quelles conditions elle se produit, et quels sont les moyens dont nous disposons pour la combattre.

Notre travail se composera donc de deux parties : la première comprendra l'étude de la nature et du siége du glaucome avec les causes qui peuvent favoriser son apparition; la deuxième comprendra le traitement.

Avant d'aborder ces différentes questions, qu'il nous soit permis de témoigner à notre maître le docteur Fieuzal notre vive gratitude pour les excellents conseils dont il a bien voulu nous entourer dans le cours de nos études ophthalmologiques.

CONSIDÉRATIONS GÉNÉRALES.

Le grand nombre d'hypothèses auxquelles a donné lieu le glaucome, nous montre que cette affection a dû se présenter sous des formes bien différentes aux yeux des observateurs.

Toutes les parties dont se compose l'œil ont été successivement désignées comme étant le siége de manifestations glaucomateuses.

Ces erreurs résultaient d'un examen trop superficiel et du manque de moyens investigateurs.

Grâce aux découvertes modernes, le jour s'est fait sur cette question si obscure au début, et on a pu établir d'une façon précise, les caractères pathognomoniques du glaucome.

En effet, dans toutes les formes que revêt la glaucome, on trouve trois signes qui sont toujours les mêmes : *a*) l'augmentation de la tension intra-oculaire, *b*) l'excavation de la papille et *c*) la cécité si l'art n'intervient pas.

Or ces trois faits dépendant l'un de l'autre, et étant en quelque sorte trois étapes successives de processus glaucomataux, il nous devient, grâce à eux, possible de saisir immédiatement la nature et le caractère du glaucome, et nous pensons qu'on trouvera l'une dans les causes qui augmentent la pression intra-oculaire, et l'autre dans la la pression intra-oculaire elle-même.

Cependant, nous ne prétendons pas que chaque fois que la pression intra-oculaire augmente, on ait affaire à un glaucome : ainsi, il est hors de doute que des instillations fréquentes d'atropine peuvent, par l'action paralysante de celle-ci sur les vaisseaux ciliaires et choroïdiens, donner lieu à une transsudation plus considérable dans le corps vitré, et provoquer ainsi aux phénomènes de pression qui pourraient faire croire à un glaucome au début.

D'autre part, il existe des cas non douteux de tension considérable du globe oculaire qui n'aboutissent jamais à une excavation de la papille, et qui mettent les personnes qui en sont atteintes dans un état qu'on pourrait désigner sous le nom d'imminence glocaumateuse, état qu'il est toujours prudent de surveiller par l'examen fonctionnel.

Formes et développement du glaucome. — Le glaucome peut se développer avec ou sans phénomènes inflammatoires.

Dans le premier cas, nous avons le glaucome simple ; dans le second, le glaucome inflammatoire.

Cette forme peut à son tour, d'après son apparition et sa marche, se diviser en glaucome aigu, chronique et intermittent.

Il faut encore ajouter à cette énumération, les différents processus glaucomateux que l'on désigne sous le nom de glaucomes secondaires.

Une dernière forme enfin est le glaucome hémorrhagique.

Dans un grand nombre de cas, on peut reconnaître quatre périodes dans le développement et la marche du processus glaucomateux.

De Graefe les désigne de la façon suivante :

1) « Glaucoma imminens s. stadium prodromorum ;
« 2) Glaucoma evolutum s. confirmatum, 3) glaucoma ab-
« solum s. consumatum et 4) » dégénérescence glaucomateuse.

Dans le stade prodromial, on observe une augmentation
de la pression intra-oculaire avec les troubles qu'elle
amène, mais dans les intervalles on ne constate aucune
diminution de l'acuité.

Quand celle-ci aura diminué et que les symptômes
objectifs, tension intra-oculaire continue, etc., existeront,
le glaucome sera confirmé.

De même, si la perception quantitative de la lumière
a disparu depuis quelque temps, ce sera un glaucome
absolu.

Enfin, dans le dernier stade, on observe des ectasies de
la sclérotique, la diminution du globe et la phthisie.

RECHERCHES PHYSIOLOGIQUES SUR L'AUGMENTATION DE LA
PRESSION INTRA-OCULAIRE.

On a fait beaucoup d'hypothèses pour expliquer l'augmentation de la pression intra-oculaire. Mais, depuis que
Donders a appelé l'attention sur les nerfs sécréteurs, on
se livra à une longue série d'expériences.

On se servit pour ces expériences de chats, de chiens et
de lapins, et pour mesurer la tension intra-oculaire de
manomètres introduits dans la chambre antérieure.

Wegner, dans ces expériences, chercha d'abord quels

étaient les nerfs qui innervaient les vaisseaux de l'intérieur de l'œil.

Il remarqua que la section du sympathique cervical
d'un côté quelconque donnait lieu à une dilatation de vaisseaux de l'iris du même côté, et il nota qu'en excitant le
bout supérieur ils se contractaient de nouveau. Il remarqua le même phénomène en sectionnant le trijumeau;
mais, dans ces conditions, l'irritation du sympathique
cervical du même côté ne produisait rien. Enfin, quand
on sectionnait d'un côté le trijumeau et de l'autre côté le
sympathique, la dilatation était la même partout.

On a cependant remarqué qu'au commencement l'hyperémie du côté correspondant à la section du trijumeau
était plus considérable.

Wegner conclut de ces faits que les vaso-moteurs de
l'iris viennent du sympathique; pour lui la section du
trijumeau n'agit, que parce que, dans l'expérience ci-
dessus, l'on coupait en même temps les filets du sympathique qui, à cet endroit dans la boîte crânienne, cotoient
le trijumeau.

Les mêmes faits s'appliquent à la choroïde et à la
rétine.

D'un autre côté, des expériences manométriques mon-
trèrent que, lorsque l'on coupait le sympathique cervical,
il y avait une diminution de la pression intra-oculaire.

Il est probable que cela tient à une paralysie et à une
dilatation des vaisseaux dans l'œil même; en effet, la
pression dans chaque artère séparément est augmentée
par la contraction du vaisseau et diminuée par la paralysie; dans ce dernier cas, le sang se portera en plus

grande quantité vers les capillaires et les dilatera ; il sera d'abord sous une pression plus considérable, mais cela change au bout d'un certain temps, quand les capillaires qui ne sont ni élastiques ni contractiles ont subi une dilatation.

Ils n'opposent plus de résistance au sang qui coule alors dans tout le département de l'artère dans un lit plus large et sous une pression moindre. Cela entraînera-t-il une diminution de la pression intra-oculaire ; on ne saurait le concevoir qu'en admettant, qu'en même temps qu'il y a une diminution dans la pression des vaisseaux de l'œil, il y a aussi une diminution de la sécrétion de la partie liquide, et que cette diminution compense largement l'augmentation de la pression intra-oculaire, produite par l'augmentation du volume des artères.

Wegner chercha ensuite, si l'irritation d'un nerf sensitif pouvait, par action réflexe, agir sur les vaso-moteurs. Son hypothèse fut confirmée par les faits; car, en excitant le bout central du sus-orbitaire, il observa une diminution dans le calibre des vaisseaux de l'œil. Il convient d'ajouter que cette contraction faisait défaut lorsque le sympathique du côté correspondant était coupé.

Wegner place le centre réflexe dans le moelle. et attribue l'augmentation de la pression intra-oculaire à une hypersécrétion pendant l'hypertonie.

Adamük remarqua de son côté que, lorsqu'on irritait la moelle cervicale chez un chien ou un chat, on obtenait d'abord une augmentation de la pression intra-oculaire, mais quelque temps après une diminution. Il en conclut que deux appareils étaient mis en action mais agissaient en sens opposé.

L'appareil vaso-moteur (quand on ne considère que les vaisseaux de l'œil), agit en diminuant la pression pendant l'irritation, contrairement à l'opinion de Wegner et simplement par action mécanique ; car pendant la contraction des vaisseaux il y a moins de sang dans l'œil et, par conséquent, diminution du contenu.

Mais il rejette et déclare inadmissible, dans le même travail, les causes de pression intra-oculaire basées sur la distribution du sang, parce que l'expérience réussissait également après la ligature de la carotide. Cependant il dut abandonner plus tard cette opinion, ses propres expériences l'ayant conduit à des résultats tout différents. Il réfute ensuite l'objection qu'on lui fit, que c'étaient les muscles orbitaires qui, par leur contraction et leur pression sur l'œil, sous l'action du sympathique, augmentaient la pression intra-oculaire, en mettant l'œil complètement à nu et en démontrant que la pression existait quand même. Il n'admit pas non plus l'action spéciale de certains nerfs sur la sécrétion.

Adamük chercha ensuite la cause de l'augmentation de la pression intra-oculaire dans la chambre antérieure et dans la contraction des muscles situés dans l'œil, les fibres de Müller de la choroïde, et peut-être le muscle ciliaire qui pourrait bien recevoir des filets du sympathique.

Enfin, dans son dernier travail, il considère l'augmentation de la pression intra-oculaire sous l'action du sympathique, comme résultant de la tension sanguine générale. On voit qu'un nouveau facteur entre en scène, et tandis qu'au commencement Adamük ne tenait compte que de l'influence de la section du sympathique sur les vaisseaux de l'œil, il vient maintenant appeler l'attention sur l'action plus générale de ce nerf qui s'étend en même temps sur les vaisseaux de la tête et du corps. La pression intra oculaire marchait toujours parallèlement à la pression observée sur un manomètre introduit dans la partie périphérique de la carotide coupée. Il est vrai que le sympathique, comme nerf vaso-moteur de l'œil, produit une contraction des vaisseaux, et par suite, une diminution de la tension intra-oculaire à cause de la diminution de la quantité de sang ; mais l'équilibre est rétabli et la diminution de la tension intra-oculaire est compensé par l'augmentation de la pression dans la carotide qui chasse le sang avec plus de force dans l'œil. Adamük convient de l'action du trijumeau sur la pression intra-oculaire, mais dit qu'elle marchait parallèlement à la pression générale du sang. Il est forcé d'admettre, d'après ses propres expériences, que l'irritation du trijumeau diminue l'opposition des parois vasculaires à la filtration ; cependant il maintient que tous les phénomènes observés pendant l'irritation du trijumeau et du sympathique pouvaient être expliqués par l'augmentation de la tension sanguine et de la tonicité vasculaire et par une filtration purement mécanique ; mais il n'admet d'aucune façon qu'il y ait dans l'œil des nerfs qui agissent sur la filtration et la nutrition, sans la participation de la tonicité vasculaire.

Voici enfin l'expérience sur laquelle Adamük base sa théorie du glaucome : pour étudier l'influence des changements de la circulation sur la pression intra-oculaire, il lia, en évitant avec le plus grand soin de toucher aux artères ciliaires, les vasa-vorticosa à leur sortie de la sclérotique ; le manomètre donna immédiatement une augmentation colossale de la pression intra-oculaire.

Hippel et Grünhagen ont été conduits par leurs expériences à une autre manière de voir. D'après eux, les changements dans la tension sanguine générale avaient une action sur les variations dans la pression intra-oculaire, mais ils admettent, en outre, un système nerveux régulateur pour l'œil. D'après eux, ce système nerveux a, d'un côté, la faculté de rendre moins sensibles à l'œil les grandes pressions intra-oculaires, comme celles qui sont provoquées par des causes situées en dehors de l'œil, et, d'un autre côte, celle de permettre à la pression d'exercer une plus grande influence sur les contenta de l'œil.

La première de ces conditions est remplie par les nerfs constricteurs, la deuxième par les nerfs dilatateurs des vaisseaux. A l'action de ces derniers est liée une augmentation de la sécrétion des parties liquides. Certains filets du sympathique semblent jouer le rôle de nerfs constricteurs des vaisseaux. Avec la contraction des vaisseaux, il survient, d'après Hippel, Frünhagen et Adamük, contrairement à Wegner, une diminution de la pression intraoculaire. L'expérience est venue confirmer ce fait. Quand on lie la carotide, l'affluence du sang vers l'œil diminue, et la pression intra-oculaire subit un abaissement, tandis que, lorsqu'on place une ligature sur l'aorte abdominale, et que l'on augmente ainsi la tension du sang dans la partie située au-dessus, no observe une augmentation de la pression intra-oculaire. Cependant l'irritation du sympathique cervical à sa partie moyenne, ce qui occasionnait chez des chiens et des chats une augmentation de la pression intra-oculaire, semblait venir contredire cette manière de voir. En admettant qu'on irritait en même temps les fibres nerveuses qui président à la contraction des vaisseaux de l'œil, l'expérience, comme nous l'avons déjà fait remarquer, ne peut être expliquée qu'en supposant que la diminution de la pression intra-oculaire, mécaniquement amenée par la diminution de l'afflux sanguin, était contrebalancée par une action qui agissait en augmentant la pression intra-oculaire.

Hippel et Grünhagen admettent, pour expliquer l'augmentation de la pression intra-oculaire, l'entrée en jeu des muscles orbitaires lisses qui compriment le globe et empêchent le sang de s'écouler. Mais Admük leur oppose ce fait qu'il a observé les mêmes phénomènes après avoir mis le globe complètement à nu,

D'après des recherches plus récentes, Hippel et Grünhagen annoncent que c'est à la partie moyenne du sympathique cervical que se perdent les fibres nerveuses qui rétrécissent les vaisseaux de l'iris, mais que la plupart des nerfs constricteurs des vaisseaux de l'œil ne rejoignent le tronc du sympathique qu'à la hauteur du ganglion cervical supérieur. Il arrive donc qu'en irritant la partie moyenne, comme on le faisait dans les autres expériences, la plupart des vaisseaux de l'œil ne se rétrécissent pas, tandis qu'en excitant le ganglion cervical supérieur, on obtenait chaque fois une diminution de la pression intra-oculaire. L'extirpation de ce ganglion amenait chaque fois une augmentation de la pression intra-oculaire, el l'on remarquait en même temps que, dans ce cas, après la ligature de l'aortethoracique, les oscillations de la tension sanguine se faisaient sentir plus facilement dans l'œil.

D'autres observateurs constatèrent encore qu'après l'ablation du ganglion cervical supérieur, il y avait toujours une injection plus considérable du même côté et que les vaisseaux choroïdiens, avec leurs anastomoses, augmentaient de volume et devenaient plus visibles. De même, tout le fond de l'œil paraît plus rouge.

En tenant compte de ces observations, il fut possible d'expliquer l'augmentation de la pression intra-oculaire par l'irritation du sympathique cervical. malgré là mise à nu complète de l'organe.

Comme la plupart des vaisseaux de l'œil, contrairement à ceux de la tête, ne se contractent pas, le sang qui se trouve sous une pression considérable dans la carotide se portera en plus grande quantité du côté de l'œil et en dilatera les vaisseaux. Hippel et Grünhagen hésitent à admettre cette interprétation, parce qu'ils n'ont jamais observé à l'ophthalmoscope la rougeur du fond de l'œil ni la diminution de la pression intra-oculaire après la section du sympathique cervical.

Hippel et Grünhagen désignent enfin le trijumeau comme nerf dilatateur des vaisseaux de l'œil. Les irritations du trijumeau dans la moelle allongée produisirent une augmentation très-considérable de pression intra-oculaire.

Elle est provoquée en partie par l'irritation du centre vaso-moteur.

Quand on isole le centre ou que l'on coupe les vaso-moteurs qui en partent, on obtient encore une augmentation de la pression, mais beaucoup moindre. Elle est occasionnée par une tension plus considérable dans la carotide et une plus grande affluence de sang vers l'œil Le rétrécissement des petits artères de l'intestin que l'on produit en même temps doit avoir pour résultat une plus grande affluence de sang vers la tête.

D'un autre côté, si l'on comprime l'aorte immédiatement au-dessous du diaphragme, en cherchant à augmenter par là la tension vasculaire comme par l'irritation du système vaso-moteur général, on produit encore une augmentation de la pression intra-oculaire en excitant la moelle allongée et les origines du trijumeau. La nicotine appliquée sur la cornée produit une tension semblable à celle que l'on obtient par l'irritation du trijumeau. On se rendra facilement compte de quelle façon agissent les fibres du trijumeau quand on songe aux suites d'une intoxication nicotique : les vaisseaux de l'oreille se dilatent, les glandes salivaires sécrètent davantage, car leur activité est liée à la dilatation des vaisseaux propres; mais en même temps les artères abdominales se contractent et la tension sanguine augmente. L'action de la nicotine s'étend donc aussi bien aux nerfs dilatateurs que constricteurs des vaisseaux; mais plus particulièrement aux premiers, ce qui arrive principalement pour les artères de la tête.

On observa également qu'en appliquant de la nicotine

sur la cornée, l'humeur aqueuse augmentait d'une façon plus considérable qu'après la ligature de l'aorte.

On peut donc admettre que le trijumeau, aussi bien par la dilatation des vaisseaux (iris et choroïde), que par la diminution de la résistance à la filtration, augmente la pression intra-oculaire.

Quand on coupe le trijumeau on observe d'abord une augmentation de la pression, du rétrécissement pupillaire de l'injection de la conjonctive, en un mot tous les symptômes d'une irritation nerveuse ; et après, contrairement à Donders, on n'a pu constater une diminution de la tension intra-oculaire aussi longtemps que la cornée resta transparente.

Quand elle devient le siége de troubles de la nutrition, la pression tombe immédiatement d'une façon marquée.

NATURE ET SIÉGE DU GLAUCOME.

Aperçu historique

Pendant la longue période qui sépare l'époque d'Hippocrate du xviiie siècle et de Brisseau, on croyait que le glaucome avait pour siége le cristallin. Mais bien que cet observateur ait démontré l'erreur jusqu'alors répandue, c'est cependant à l'ophthalmoscope qu'était réservé le mérite de répandre la vraie lumière sur cette importante question.

Grâce à ce précieux instrument, l'attention fut attirée sur le changement qui survient dans le niveau de la papille optique pendant cette maladie.

L'explication de l'excavation qu'on y observe fut rapportée à l'augmentation de la pression intra-oculaire. C'était donc là que se trouvait la nature de cette affection mystérieuse et protéique.

Bientôt aussi l'on découvrit les causes de la pression intra-oculaire; mais il restait encore une grande question dans l'ombre, c'était le rapport entre la pression intra-oculaire et les phénomènes inflammatoires qui accompagnent le glaucome. Ce point vient également d'être éclairci, sinon complètement, du moins suffisamment pour nous permettre d'expliquer certaines choses et d'entrevoir les autres.

On peut diviser l'époque qui précède la découverte de l'ophthalmoscope en quatre périodes.

Pendant la première qui est la plus longue, règne la théorie du cristallin.

En 1709, Brisseau indique le corps vitré comme étant le siége du glaucome.

En 1808, Wenzel, à son tour, regarde le glaucome comme une affection de la rétine.

Enfin, vers la fin de la première moitié de ce siècle, Sichel et Canstat jetèrent les bases de la théorie choroïdienne.

1re *Période*. — Hippocrate parle à plusieurs endroits de la couleur verte (γλαύκος) de la pupille et dit que (αμβγνωπιαι) et (γλανκωσεες) se rencontraient fréquemment chez le vieillard; mais il ne semble pas faire de différence entre glaucome et cataracte.

Galène, au contraire, fait une différence entre la cataracte et le glaucome, et regarde ce dernier comme une dessiccation et une consomption du liquide cristallinien.

Rufus, d'Ephèse, au premier siècle, distingue également le glaucome de la cataracte, et dit que le glaucome est une maladie du liquide cristallinien, tandis que la cataracte est un épanchement d'un liquide coagulable entre l'iris et le cristallin.

Pline parle du glaucome sans en donner de description.

Maître Jean, au commencement du xviii* siècle, qui fut le premier à démontrer que la cataracte était un obscurcissement du cristallin, regarde cependant le glaucome comme une maladie du cristallin, mais de forme particulière.

2ᵉ *Période.* — Brisseau, le premier, démontra que le cristallin n'était pas le siége du glaucome, en examinant les yeux du docteur Bourdelot, médecin de Louis XIV, qui devenu aveugle quelque temps avant de mourir, avait insisté pour qu'on en fît l'examen, après sa mort. Brisseau trouva, outre le trouble du cristallin, un trouble du corps vitré, et en conclut que c'était là le glaucome ; voici, du reste, ses propres paroles : « Toutes les fois « que l'humeur vitrée se trouve épaissie et opaque, de « quelque couleur qu'elle puisse être, ce sera toujours un « vrai glaucome. »

Heister soutint la même idée en Allemagne, et ajouta que lorsque les malades atteints de cataracte n'avaient pas de perception lumineuse, on pouvait diagnostiquer un glaucome ou une affection du nerf optique.

Pour Woolhouse, le glaucome n'existe que lorsque le

ıe cristallin a perdu sa transparence. Quant à la cataracte, c'est une obstruction membraneuse de la pupille, voici ses propres paroles :

« Le glaucome vert de la vitrée, paraissant au travers du cristallin, n'a jamis réellement existé que dans l'imagination de ceux qui l'y ont placé. »

Saint-Yves croit que le glaucome est un changement survenu dans le cristallin à la suite d'une paralysie du nerf optique ; ce changement peut se faire avec ou sans inflammation. Il donne une très-bonne description de la maladie et recommande l'extirpation de l'œil malade pour sauver l'œil sain.

Taylor et Palfyn désignent la maladie du cristallin comme pathognomonique du glaucome.

Plattner distingue deux formes de glaucome : dans l'un, le cristallin augmente tellement de volume qu'il comprime les autres parties de l'œil, d'où la dureté de l'œil ; dans l'autre, c'est le corps vitré qui gonfle et se trouble, et le globe devient alors flasque (*irido-choroïdite*).

Desmonceaux a examiné (*post mortem*) un grand nombre d'yeux glaucomateux ; il trouva toujours une altération et un trouble du corps vitré ; le cristallin était opaque, la choroïde atteinte, et la rétine ramollie à un degré tel qu'elle présentait la consistance de la gélatine. D'après lui, le glaucome est une conséquence de l'amaurose.

Beer place avec Brisseau la maladie dans le corps vitré. Il insiste sur les relations entre la goutte et le glaucome ; selon lui, le glaucome ne se montrerait que dans l'opbthalmie arthritique.

Les oculistes français Demours, Delame, Boyer, et une foule d'étrangers, ont également adopté cette manière de voir.

Himly croit que, dans un certain nombre de glaucomes, il y a inflammation de l'hyaloïde, et que la plupart des glaucomes ne sont pas une maladie du corps vitré, mais des parties situées derrière lui.

Carron du Villards appelle également l'attention sur les altérations de la membrane hyaloïde et de la choroïde, dont les vaisseaux sont toujours plus ou moins variqueux.

Enfin Mackenzie, le dernier de cette période, insiste surtout sur la formation de parties liquides dans l'intérieur de l'œil, qui occasionnent la dureté du globe et la cécité par compression de la rétine. Se basant sur ces faits, il fut le premier à mettre en pratique les indications rationnelles fournies par la dureté du globe, et ponctionna le corps vitré.

3e *période.* — Dans l'intervalle, Wenzel avait déjà émis l'idée que le glaucome était une affection du nerf optique et de la rétine; et Weller, qui adopta cette manière de voir, donna une description très-complète de cette maladie : on y trouve la dureté du globe, la sensation des cercles colorés, etc.

A la même époque, Walter désigna la rétine comme étant le siége de l'affection, et décrivit les ecchymoses rétiniennes et les photopsies.

La même année, Autenrieth avait cherché à placer le siége de la maladie dans la choroïde.

4° *période*. — Enfin, en 1831, Constatt expliqua le glaucome par une inflammation qui entraînait la dilatation des vaisseaux.

Chelius regarde également le glaucome comme une maladie de la choroïde.

Lawrence, Blasius, Schrœder, Van der Kolk, Ammon, furent tous partisans de cette théorie.

Mais avant tous, ce fut Sichel qui, dans des travaux qui font époque, indiqua la maladie de la choroïde comme étant la nature du glaucome. Il publia sur cette question, dans les Annales d'oculistique, des propositions dont nous ne citerons que la dernière, pour montrer combien l'oculistique a fait de progrès depuis cette époque : « Il n'y a pas, disait-il, d'exemple de guérison certaine de cette maladie. »

Arlt, de Vienne, se basant sur des recherches anatomiques, considère également la choroïdite comme étant la cause du glaucome.

Warnatz et Ruete croient que le glaucome est la suite d'une hyperémie de la choroïde.

Fischer, de son côté, voit dans cette maladie une affection goutteuse de l'œil.

Desmarres range le glaucome dans les affections qui frappent le globe entier, comme l'hydrophthalmie et le cancer; mais il ne saurait rien dire de positif sur les causes et la nature de cette affection.

Il nous reste à citer Tavignot. Pour cet auteur, « le point de départ du glaucome est dans un état pathologique du système nerveux ciliaire. » (Page 205.) Si les nerfs sont paralysés, on a la forme indolore; s'ils sont irrités, la forme névralgique. Les douleurs peuvent même précéder tous les autres symptômes. L'affection des nerfs ciliaires (spécialement de ceux du trijumeau et du sympathique) produit une désorganisation de toutes les parties; et il ajoute : « Il y a plus : il me paraît démontré aujourd'hui qu'il serait possible de produire de toutes pièces une véritable affection glaucomateuse, si l'on pouvait à volonté pervertir ou bien abolir d'une manière incomplète l'action nerveuse du système ciliaire. » (Page 206.) Quant à la dureté du globe, elle tient, selon lui, à un manque d'élasticité des membranes. Tavignot a encore la parole : « Il est bien plus probable que la dureté de l'œil tient à une sorte d'atrophie des membranes, à une extensibilité moins grande de leur tissu, qu'elle ne dépend d'une hydrophthalmie véritable, puisque l'œil glaucomateux est plutôt diminué qu'augmenté de volume. » (Page 204.)

Telles étaient, en résumé, les différentes opinions sur le glaucome avant la découverte de l'ophthalmoscope.

Le premier travail sur le glaucome dans lequel il est question de l'ophthalmoscope est la dissertation inaugurale de Jacobson (1853). Mais les changements survenus dans la papille avaient encore échappé à l'auteur; il conclut néanmoins de la façon suivante : « La coloration verte de la pupille est caractéristique du glaucome; mais elle peut arriver dans différentes maladies de la choroïde, de la rétine ou du corps vitré; d'où il suit que le glaucome ne peut être rangé dans les catégories des processus morbides bien déterminés et circonscrits. »

Ce fut Jæger qui, le premier, donna une description

de la papille optique ; il s'agit d'une amaurose arthritique
glaucomateuse ; voici ce qu'il dit : « Le nerf optique a
subi des altérations pathologiques ; il présente une couleur d'un jaune verdâtre, et fait saillie. Les vaisseaux, à
ce niveau, sont peu visibles ; mais ceux de la rétine sont
fortement dilatés (surtout les veines) et d'une couleur
rouge bleu. La rétine, plus sombre, montre à certains
endroits des taches grises plus ou moins grandes qui sont
le résidu des extravasa sanguins à la périphérie ; elle est
cependant assez fortement colorée en jaune. »

Au même moment, de Graefe décrivit également une
saillie du nerf optique : « Les changements survenus
dans le nerf optique consistent dans la saillie que fait ce
nerf dans presque toute sa circonférence ; mais ce qui est
plus caractéristique encore, c'est l'état des vaisseaux : ils
paraissent être coupés au niveau de la circonférence du
nerf, et le bout périphérique semble être déplacé du côté
du centre. »

De Graefe signala en même temps un nouveau et important symptôme : la pulsation spontanée des artères. Il
démontra également qu'une légère pression la produisait,
et il en conclut que la cause se trouvait dans un embarras de la circulation, embarras qui lui-même tenait à une
dégénérescence athéromateuse des vaisseaux. Il tira enfin
une conclusion importante de tout cela, à savoir que
l'amaurose glaucomateuse résultait d'une altération de
l'artère centrale de la rétine, et le glaucome inflammatoire d'une affection du système vasculaire ciliaire.

Cependant de Graefe avait commis une erreur. Le nerf
optique ne fait pas saillie dans l'intérieur de l'œil ; il pré-

sente, au contraire, une excavation. Aussi, l'année suivante, il revient là-dessus, et l'expliqua par la pression intra-oculaire qu'il avait observée et qu'il regardait comme étant la vraie nature du glaucome. Cette nouvélle manière de voir fut confirmée par l'examen anatomique. H. Muller, le premier, présenta des pièces anatomiques qui offraient l'excavation décrite par de Graefe.

Au début, efe Grade admettait deux formes de glaucome : le glaucome aigu ou inflammatoire et le glaucome chronique. Il s'agit, d'après lui, d'une choroïdite séreuse avec imbition diffuse de l'humeur aqueuse et du corps vitré; il s'ensuivrait une augmentation du volume de celui-ci qui produirait, d'un autre côté, une augmentation rapide de la pression intra-oculaire, une compression de la rétine et les phénomènes consécutifs que l'on sait.

Il n'y aurait entre le glaucome aigu et le glaucome chronique qu'une différence de degré ; car, dans le glaucome chronique, l'excavation s'explique aussi par l'augmentation de la pression dans l'œil.

Il se demande enfin s'il fallait comprendre dans le glaucome une certaine forme d'excavation papillaire qui conduirait également à la cécité, mais sans phénomène inflammatoires bien manifestes. Il résolut la question négativement et expliqua l'excavation par une traction qu'exercerait le nerf lui-même, la pression intra-oculaire ne lui paraissant être pour rien dans ce cas. Il fut donc conduit à distinguer l'amaurose avec excavation papillaire du glaucome. Dans ce dernier, il arrive très-souvent qu'à la suite de l'iridectomie et de la diminution de la tension intra-oculaire l'excavation diminue très-sensiblement.

Cependant, les travaux de Donders firent subir encore une modification aux idées de de Graefe sur l'amaurose avec excavation; il remarqua que, dans ce dernier cas, il existait aussi une augmentation de la pression intra-oculaire, légère il est vrai, mais facile à constater à certains moments. Il finit par admettre également que cette affection peut devenir aiguë, et, comme l'iridectomie produisait des effets qu'il était impossible de méconnaître, il l'appela, avec Donders, glaucome simple. Cependant, continuant à envisager le glaucome iuflammatoire comme une choroïdite séreuse, il fut tenté de mettre, avec Cusco, Coccius et Stellwag, la cause du glaucome simple dans la sclérotique ; la rigidité sénile ou la rétraction pathologique dont peut être atteinte cette membrane exercent une action considérable au point de vue de leur fonctionnement sur les branches nerveuses qui contiennent des filets sécréteurs.

De Graefe se rapproche, comme on le voit, de la façon de voir de Donders, qui avait déjà, en 1862, appelé l'attention sur l'importance des nerfs sécréteurs dans la pathogénie du glaucome. L'illustre professeur hollandais indique, comme point de départ de toutes les affections glaucomateuses, le glaucome simple ; dans ce cas, l'excavation se fait sans qu'il y ait eu des phénomènes inflammatoires. L'augmentation de la pression intra-oculaire est l'essence même de ce processus ; elle existe toujours. Dans le glaucome inflammatoire, ou *glaucoma ophthalmia,* Donders regarde l'ophthalmie comme une complication

qui favorise et active le développement de la maladie;
mais, avant tout, la tension augmente sensiblement. Il
est difficile d'indiquer le siége de l'inflammation; bien
que la choroïde soit la première atteinte, il ne reste
cependant pas une partie de l'œil qui ne prenne part au
processus inflammatoire. L'ophthalmie glaucomateuse
n'atteint jamais un œil complétement sain auparavant.

La cause du développement du glaucome est, suivant
Donders, dans une irritation des nerfs sécréteurs de
l'œil, qui semblent naître du trijumeau. En effet, la section de ce nerf amène, chez le lapin, une diminution considérable de la tension du globe. La névralgie primitive
peut être dans l'œil ou en dehors de l'œil; d'un côté, les
nerfs sécréteurs peuvent être irrités par action réflexe,
l'impression première étant dans l'iris. Ceci est prouvé
par l'augmentation de la pression intra-oculaire que l'on
constate dans les irritations de l'iris, par des synéchies
par exemple.

L'efficacité de l'iridectomie semble également prouver
que l'iris est très-souvent le point de départ d'une névralgie réflexe. En outre, par suite de l'augmentation du
contenu, le cristallin et l'iris sont poussés en avant;
celui-ci est irrité de nouveau par les tiraillements qu'il
subit et réagit par action réflexe sur les nerfs sécréteurs;
il s'ensuit une nouvelle augmentation de la pression.

Donders explique ainsi le glaucome; mais il ne dit
rien de la façon dont se produit l'inflammation qui vient
le compliquer. Les découvertes de Conheim ne permet-
traient-elles pas d'éclaircir un peu cette question?

Théories névropathiques.

Les expériences physiologiques dont nous avons parlé plus haut conduisirent leurs auteurs à formuler, chacun à sa manière, son opinion sur le glaucome.

Wegner, qui avait observé certains cas de glaucome simple, compliqués de névralgie du trijumeau, crut pou-voir établir un rapport entre ces deux affections ; selon lui, le glaucome peut se produire de trois façons diffé-rentes : les fibres nerveuses sympathiques des vaisseaux peuvent participer directement à un processus inflam-matoire, ou bien elles sont irritées, soit par une pression quelconque, soit par action réflexe par les fibres du tri-jumeau qui pénètrent dans l'œil.

Hippel et Grünhagen, de leur côté, attribuent le prin-cipal rôle, dans la formation du glaucome, au trijumeau, en reconnaissant cependant qu'une gêne dans la circula-tion des vasa vorticosa n'est pas dépourvue d'une certaine importance ; mais, dans ce cas, l'augmentation de la pression intra-oculaire se ferait lentement et pourrait tout au plus donner lieu aux symptômes du glaucome chronique,

Cette explication est insuffisante pour la forme aiguë dans laquelle il y a une augmentation rapide de la pres-sion intra-oculaire, que l'on ne peut expliquer que par une irritation du trijumeau. La cause de l'inflammation qui l'accompagne est plus obscure. Grünhagen admet une action particulière du trijumeau sur l'élasticité des tissus de l'œil, qui, sous son influence, s'infiltreraient de sérosité; dans cet état de choses, la moindre influence extérieure pourrait occasionner l'inflammation. Le glaucome simple aurait également sa cause dans une excitation du trijumeau, qu'elle soit centrale ou qu'elle vienne de la périphérie (iris), peu importe.

Les conséquences immédiates de l'irritation sont une augmentation de la pression par suite d'une sécrétion plus considérable des parties liquides dans l'hémisphère postérieur. L'iris et le cristallin sont chassés en avant, et ce dernier, soumis à des tiraillements, est la source de nouvelles irritations. Les membranes de l'œil sont tendues, et les orifices des vasa vorticosa se retrécissent : il s'en suit des troubles de la circulation qui ne sont qu'en partie compensés par la dilatation des vaisseaux situés dans la partie antérieure de l'œil.

Dans les glaucomes secondaires, l'irritation du trijumeau est très-évidente. L'élévation de la tension sanguine générale et l'irritation du trijumeau augmenteron d'autant plus facilement la pression intra-oculaire que la tonicité de la paroi vasculaire sous la dépendance du sympathique sera moindre ; car cette dernière pourrait, usqu'à un certain point, agir contre la pression intra-oculaire. Cette altération existe plus fréquemment chez les vieillards et chez les arthritiques.

Dans ces cas, une simple irritation continue des nerfs sensitifs, des branches alvéolaires du trijumeau, par exemple, peut suffir à provoquer le glaucome. S'il arrive enfin que les parois vasculaires deviennent plus rigides, et cèdent moins à l'augmentation de la tension sanguine, la tension : du globle deviendra plus considérable : elle sera due, dans ces cas, à une augmentation des liquides de l'œil, augmentation qui tiendra à une filtration plus abondante : cet état de choses peut occasionner des névralgies, et entraîner des épaississements de la sclérotique.

Magni, enfin, ayant trouvé sur des préparations anatomiques les nerfs ciliaires complètement atrophiés, leur attribue des troubles de nutrition qui entraînent la rigidité des enveloppes de l'œil (glaucome simple).

Quant au glaucôme inflammatoire, il le regarde comme une choroïdite séreuse avec une augmentation du contenu de l'œil.

Théorie sclérale.

D'un autre côté, on appela l'attention sur l'influence que peut exercer sur la pression intra-oculaire une affection primitive de la sclérotique, et à la suite de laquelle il se produit une rétraction. Cusco a été le premier qui ait fait ressortir l'importance de cette question, et Pamard, dans sa thèse inaugurale, adopta les idées de l'éminent chirurgien de la Salpétrière. De nombreuses préparations ont démontré à Cusco que les diamètres de l'œil étaient diminués et la sclérotique épaissie. Se basant sur ces données, il conclut que le point de départ du glaucome était dans une inflammation de la sclérotique, à la suite de laquelle les tissus de cette membrane se rétractaient et diminuaient sa capacité. Coccius, en Allemagne, arrive au même résultat, mais par un chemin différent. Pour lui, la sclérotique a subi une dégénérescence adipeuse ; le tissu lamineux se montre en grande partie détruit et remplacé par de la graisse, et les cellules sont remplies d'une matière amorphe. Cependant les vaisseaux ne présentent pas d'altération. A la suite de cette dégénérescence, la sclérotique se rétracte et met le contenu sous une pression considérable.

Nous ne saurions suivre Coccius dans ses conclusions, car les expériences cliniques nous montrent que les tissus qui ont subi une dégénérescence graisseuse, sont moins résistants. D'un autre côté, la pression ne saurait exister qu'après la disparition de la graisse; or, dans les cas rapportés par Coccius, on n'a pu observer aucun fait de ce genre. Donders a également élevé des doutes à ce sujet, et pense que ce que Coccius a pris pour de la graisse, était tout simplement du phosphate de chaux que l'on trouve souvent chez les vieillards dans les mailles du tissu lamineux de la sclérotique.

Adamuck accorde beaucoup d'importance à la diminution de l'élasticité de la sclérotique, mais il insiste davantage sur les troubles de la circulation qu'elle entraîne.

Stellwag insiste également sur l'état de la sclérotique. Selon lui, lorsque la pression artérielle augmente, les enveloppes de l'œil se tendent, et régularisent la marche du sang en opposant, par leur tension, plus de résistance au sang artériel, et en hâtant, par le même fait, l'écoulement du sang veineux. Mais dans les cas de rigidité de la sclérotique, le deuxième temps est moins marqué à cause de la difficulté à se dilater que rencontrent les veines émissaires.

Le corps vitré fut enfin de nouveau designé comme étant le siége du glaucome.

Ce fut Stilling qui remit cette opinion en honneur. Il

pense qu'on expliquerait facilement le glaucome en regardant le tissu même, du corps vitré comme le siége
d'une exsudation séreuse.

Hasner partage l'opinion de Stilling, et cherche la nature du glaucome dans une hydropisie du corps vitré.

Jaeger ne regarde pas l'augmentation de la pression
intra-oculaire comme caractéristique du glaucome, car,
d'après lui, elle manque souvent. Le glaucome est plutôt
« une expression locale d'une affection constitutionnelle; »
il vaut donc mieux conserver l'ancienne dénomination
d'ophthalmie arthritique.

Pour Hancock, le glaucome est une affection arthritique des vaisseaux de l'œil.

Sous l'influence de cette dyscrasie, le muscle ciliaire
serait continuellement dans un état de spasme, et par
suite de ses rapports avec la choroïde il se ferait dans
celle-ci une stase veineuse.

D'après Ammon, le glaucome est une choroïdite dont
la cause anatomique serait dans l'artère ophthalmique.

Weeber se basant sur des observations cliniques et sur
des recherches sur l'augmentation de la pression intra-
oculaire dans l'irritation du centre vaso-moteur, croit que
le glaucome ne doit pas toujours être considéré comme
une ophthalmie, mais plutôt comme symptôme d'une
altération pathologique dans la circulation. Il admet donc
trois formes glaucomateuses basées sur la sécrétion, la
stase et la congestion.

L'opinion de Graefe (choroïdite séreuse) a été envisagée
à un autre point de vue, par Sichel fils. Ce praticien base

sa théorie sur la poche lymphatique décrite par Schwaller et située entre la sclérotique et la choroïde.

Il suffit d'une hypersécrétion dans cette partie pour expliquer tous les phénomènes glaucomateux. Mais le produit de cette hypersécrétion, que devient-il? Ne devrait-il pas, suivant les lois de la pesanteur, venir s'accumuler à la partie inférieure, et produire un décollement de la choroïde? L'examen ophthalmoscopique ne révèle rien de semblable.

A côté de cette manière de voir, se place celle de M. le professeur Lefort; elle est antérieure à la précédente, mais quant au fond, elle est la même.

« Selon M. Lefort, la sécrétion séreuse ou plastique se fait sur la face sclérotidienne de la choroïde, et le liquide sécrété s'amasse entre ces deux membranes dans cette loge sans issue que forment en arrière l'adhérence de la choroïde du nerf optique, et en avant l'adhérence du cercle ciliaire à l'iris, à la choroïde, à la sclérotique et à la cornée.

Quelques gouttes de liquide, ainsi accumulées sous une membrane fibreuse presque inextensible. transmettent une pression plus ou moins forte aux parties intra-oculaires, refoulent en dedans la choroïde doublée de la rétine, et ce refoulement concentrique a pour résultat :

1° De soulever légèrement en dedans les membranes internes, soulèvement qui devient apparent au niveau de la pupille, puisqu'au niveau de l'entrée du nerf optique, toutes les membranes de l'œil adhérent les unes aux autres, et fait apparaître cette pupille comme excavée et refoulée en arrière;

2° **D'augmenter la pression intra-oculaire dans le seg-ment postérieur de l'œil, et de refouler en avant le cristallin et l'iris ;**

3° D'amener l'opalinité de l'humeur aqueuse par le mélange du liquide de la sérosité floconeuse sécrétée par l'iris enflammé. »

M. Lefort a fait des injections dans le corps vitré d'un animal avec une seringue de Pravaz : il a obtenu des battements artériels, mais pas d'excavation ; tandis qu'il croit l'avoir obtenue en injectant du liquide entre la choroïde et la sclérotique.

Pour de Wecker, la nature du glaucome est dans une hypersécution du tractus uvéal avec augmentation de la pression intra-oculaire ; mais il ne distingue pas nettement si la cause est inflammatoire ou sous une influence nerveuse.

Galezowski considère le glaucome inflammatoire comme une affection des nerfs sécréteurs qui commencent à être malades à leur extrémité dans le corps ciliaire. Là, ils agissent sur les veines et occasionnent une sécrétion rapide qui chasse l'iris en avant. Galezowski désigne cette forme sous le nom de glaucome veineux. Les phénomènes inflammatoires ne sont que les conséquences d'un étranglement du globe. Si, au contraire, les vaso-moteurs qui vont aux artères sont malades, c'est surtout la moitié postérieure de l'œil qui est atteinte. Les artères qui s'y trouvent se dilatent lentement, et par l'augmentation secondaire de la pression, l'excavation se produit sans que le cristallin soit chassé en avant , le glaucome simple est appelé par Galezowski, glaucome artériel.

Seitz et Zehender pensent que l'hypothèse d'une inflammation de la choroïde avec exsudat dans le corps
vitré perd de plus en plus de son autorité, et que l'hypothèse de Donders et celle de Cusco sont les plus probables.

Pour M. Fieuzal, c'est dans le rapport entre le cercle
ciliaire et la capsule fibreuse qui renferme les membranes
vasculaires de l'œil que l'on doit rechercher la nature du
glaucome quelle que soit, du reste, la théorie que l'on
adopte pour l'explication de tous les troubles trophiques
qui l'accompagnent.

Il pense que toutes les formes reconnues de glaucome
aussi bien que les processus glaucomateux secondaires
sont, en définitive, le résultat du défaut d'équilibre entre
la pression intra-oculaire et la résistance que la sclérotique oppose à cette dernière.

Il ne conçoit pas le glaucome chronique ou aigu, simple
ou ophthalmique, sans l'intervention d'une augmentation
de la tension intra-oculaire, c'est-à-dire sans la rupture de
l'équilibre entre les deux forces qui, en assurant dans la
coque oculaire une distribution égale et régulière du sang
et de la lymphe, établissent, si on peut ainsi dire, une véritable balance entre les liquides d'entrée et de sortie.

Que d'une part, cet équilibre soit rompu à la suite d'une
irritation directe ou réflexe du trijumeau dont la conséquence immédiate sera une hypersécrétion, et que d'autre
part la sclérotique résiste à la transsudation, les conditions
de production du glaucome se trouveront réalisées, et
l'on aura :

1° Un glaucome chronique simple, si la transsudation
restant inférieure à l'hypersécrétion donne naissance à
une pression intra-oculaire lente et continue.

2° Un glaucome inflammatoire ou aigu, si la transsudation ne correspond nullement à l'hypersécrétion, par le fait de la rigidité de la sclérotique. Cette rigidité doit même arriver fatalement, si l'irritation sécrétoire est rapide, car alors la tension amène une imperméabilité insurmontable à la suite de laquelle les désordres nutritifs ne peuvent manquer de se produire et de faire leur évolution.

Si l'hypersécrétion, après avoir été lente et avoir été compensée en partie par la faible résistance de la sclérotique, devient tout à coup rapide, le glaucome qui avait été simple jusque-là, avec des allures si peu inquiétantes qu'il fallait y porter son attention pour en découvrir l'existence, le glaucome devient tout à coup aigu, foudroyant même.

L'état athéromateux des vaisseaux, de même qu'une foule d'autres causes, doivent sans doute, être prises en sérieuse considération ; cependant réduit à ses formes les plus simples et à ses conditions indispensables, le processus glaucomateux lui paraît tout entier pouvoir être renfermé dans l'augmentation de la tension intra-oculaire. On voit de suite la déduction pratique qui découle de cette manière de voir, et la justification de l'intervention chirurgicale se trouve faite de la sorte, car une iridectomie, pratiquée à temps, peut enrayer à tout jamais la marche de cette affection, contre laquelle rien encore n'a été fait de mieux.

Si l'on compare maintenant les résultats fournis par l'expérience avec les observations cliniques, on arrive à ce résultat qu'aucune des théories et hypothèses n'est applicable à toutes les formes de glaucome. On est obligé d'admettre dans les différents cas, tantôt l'une, tantôt l'autre.

Cependant, il est est un fait qui est toujours le même : l'augmentation pathologique de la pression intrà-oculaire ; et c'est là, selon nous, la nature du glaucome. L'augmentation de la pression intra-oculaire peut avoir deux causes : une augmentation du contenu ou bien une diminution ou une insuffisance du contenant. De même l'augmentation du contenu peut avoir deux facteurs : ou bien un trop grand apport de liquide, ou bien un écoulement trop lent.

Hippel et Grünhagen ont constaté dans leurs mesures manométriques une augmentation sensible dans la pression intra-oculaire ainsi qu'une diminution en rapport avec des changements dans la pression sanguine générale. Que nous enseignent les observations cliniques à ce sujet?

De Graefe a observé que lorsqu'il survient une diminution considérable dans la tension sanguine, comme dans le choléra, la tension intra-oculaire ne subit aucun changement. Les artères sont amincies à un point que l'on n'en rencontre ni sur l'œil sain ni sur l'œil atteint d'une affection quelconque. On pouvait même, lorsque l'activité cardiaque était tombée très-bas, vider par une légère pression l'artère de la rétine sans qu'elle se remplisse de nouveau. Les veines étaient très-sombres, mais on ne pouvait signaler aucun changement dans leur contenu ni dans leur forme.

Stellwag observa des faits analogues. Il ne lui est jamais arrivé de constater une diminution considérable dans la consistance du globe chez des améniques dont le pouls radial était à peine sensible ; de même il ne rencontra jamais une augmentation marquée de la dureté du globe chez des pléthoriques ou des malades atteints de fièvre.

La mort amène une diminution de la tension intra-oculaire.

Il en résulte que les variations de la tension générale du sang, même lorsqu'elles entraînent une déplétion des artères rétiniennes, sont sans influence aucune sur la pression intra-oculaire dans un œil sain. Il y a donc autre chose, car s'il n'y avait qu'une action purement physique dans l'augmentation et la diminution de la tension sanguine, on devrait observer aussi une augmentation ou une diminution correspondantes de la tension intra-oculaire. L'explication de ce fait réside dans l'élasticité de la sclérotique. Par exemple, lorsqu'un système vasculaire quelconque subit une augmentation de tension, la sclérotique, en réagissant contre elle, étend en même temps son action sur les autres ; ainsi, quand le système artériel se remplit, elle déterminera un écoulement plus rapide du sang veineux et de la lymphe. Le système vasculaire de la choroïde est, dans ce cas, surtout en jeu parce que les ouvertures par où rentrent et par où sortent les différents liquides sont situées dans la sclérotique.

On peut encore expliquer comment la pression intra-oculaire peut, dans certains cas, rester la même, malgré une plus grande affluence du sang, par l'écoulement ou la filtration plus considérable de l'humeur aqueuse, qu'elle se fasse par le cercle veineux ou par les veines de l'iris

Mais si les observations faites sur l'homme ne sont pas d'accord avec les expériences dont nous avons parlé plus haut, il faut en chercher la cause dans une altération que ces dernières peuvent produire dans l'action régulatrice de la sclérotique. L'irritation causée par l'expérience peut également entrer en jeu.

Cependant il n'en est pas tout à fait de même dans les stases veineuses.

Donders, malgré la dilatation et l'augmentation du contenu des veines de la papille optique pendant l'expiration, n'a jamais pu constater une augmentation appréciable de la pression intra-oculaire. Cependant il y a une preuve indirecte : on peut, dans certains cas, observer un pouls veineux pendant une forte inspiration, et l'on ne saurait l'expliquer que par une augmentation de la tension de l'œil.

On ne saurait d'ailleurs trop comprendre comment l'élasticité même normale de la sclérotique peut fournir une compensation ; elle ne saurait se produire que par une diminution de l'afflux du sang artériel, ou par une augmentation dans l'écoulement de la lymphe et de l'humeur aqueuse ; mais ce n'est qu'après une augmentation considérable de la pression intra-oculaire que l'afflux du sang artériel cesse ; il existe d'ailleurs bon nombre de cas de glaucome dans lesquels, malgré une certaine tension intra-oculaire, on ne peut découvrir de pouls artériel, et, dans ces cas, une pression digitale exercée sur le globe le fait apparaître. Quant à l'augmentation de la filtration de l'humeur aqueuse, elle ne saurait offrir qu'une compensation passagère, car d'après les travaux de Leber, nous voyons que cette filtration se fait par le cercle veineux et les vaisseaux de l'iris, issues qui à la suite de la stase veineuse deviennent impratica-bles.

On peut donc admettre que les indications fournies par l'expérience d'Adamük (ligature des vasa vorticosa), peuvent être appliquées à l'œil humain.

Il reste enfin à chercher si, chez l'homme aussi, le con-tenu peut augmenter sous l'influence nerveuse. On peut, au point de vue pratique, faire abstraction de la manière dont se fait l'augmentation de la pression, si c'est par fil-tration ou par sécrétion, ou simplement par action vaso-motrice. Dans les névralgies du trijumeau il y a souvent des altérations trophiques dues aux vaso-moteurs. Ainsi, dans le tic douloureux, on voit les artères superficielles de la face (max. int. temp.) battre plus fort et s'emplir davantage, et les veines superficielles de la face et des muqueuses (conjonctive) se dilater. Le côté de la face qui est frappé est d'une couleur rouge foncé ; la température est augmentée et la sueur et la sécrétion lacrymale sont plus abondantes. L'hyperémie peut être telle que l'on observe des hémorrhagies locales sur les muqueuses de la bouche et du nez.

On sait que des névralgies du trijumeau amènent égale-ment des altérations trophiques dans l'œil. Nous n'avons qu'à signaler le zoster ophthal-imique et autres formes herpétiques.

Schmidt cite un cas type de névralgie sus-orbitaire qui venait régulièrement tous les jours, et amenait une formation de petites vésicules sur la cornée. L'action directe sur la pression intra-oculaire est quelquefois très-manifeste. Donders observa ainsi une diminution considérable de la pression à la suite d'une paralysie du trijumeau.

Hirschberg et Horner rapportent également plusieurs observations de ce genre.

D'un autre côté, il est parfaitement démontré et reconnu que les irritations des branches du trijumeau amènent une augmentation de la pression intra-oculaire. Les névralgies dentaires nous fournissent des exemples nombreux de la diminution de l'accommodation et d'éloignement du punctum proximum. Or ces phénomènes ne peuvent être attribués qu'à une augmentation de la pression intra-oculaire dont la cause première est dans une irritation des branches alvéolaires.

Les observations de Woinow ne sont pas moins remarquables. Il mesura la courbure cornéenne pendant et dans l'intervalle des accès chez deux personnes qui souffraient de migraine, et trouva dans les deux cas une augmentation du rayon de la cornée dans tous les méridiens pendant la durée de l'accès; il s'exprime ainsi à ce sujet :

» Sans pouvoir tirer de conclusion positive de ces faits, j'arrive néanmoins à cette conviction que la pression intra-oculaire avait augmenté pendant l'accès. »

Horner, Hutchinson, Abadie et Sichel rapportent également des observations qui nous montrent le glaucome précédé de névralgies du trijumeau. Le premier rapporte un cas très-intéressant d'une jeune hystérique qui avait en même temps des névralgies du globe de l'œil, et qui dans les accès accusait une diminution très-sensible de la vue. On remarquait en même temps de la mydriase et un pouls veineux. Dans quelques accès l'œil devint même très-dur.

Nous pouvons enfin poser la question : le trijumeau a-t-il une action sur la pression intra-oculaire? et répondre sans hésiter par l'affirmative. Mais il serait téméraire d'en dire autant du sympathique. Les irritations du sympathique chez l'homme, au moyen du courant galvanique, n'ont rien donné de certain.

Outre les changements qui surviennent dans la pupille, on n'a rien observé du côté de l'œil qui permette de conclure d'une façon tant soit peu fondée que le sympathique avait chez l'homme une action marquée sur la pression intra-oculaire. La sclérotique au contraire joue un rôle beaucoup plus considérable dans les affections glaucomateuses comme nous le montrent les preuves anatomiques qu'a fournies Cusco.

Les observations communiquées par Stellwag ne sont pas moins concluantes ; il fut souvent frappé de la résistance que la sclérotique opposait à la section sur les yeux glaucomateux.

Cependant avant d'admettre les conclusions de Cusco et de Stellwag d'une façon générale, nous voudrions qu'on expliquât l'apparition du glaucome foudroyant et la rétraction subite que doit subir dans ces cas la sclérotique.

D'après ce que l'on vient de voir, il est impossible de renfermer le glaucome dans les limites étroites d'une théorie. Il nous semble plus juste et plus scientifique de se baser sur les seules observations cliniques et sur les données de l'anatomie pathologique.

Nous reconnaissons donc comme ayant une action certaine sur l'augmentation de la pression intra-oculaire et par conséquent sur le développement du processus glaucomateux : (*a*) La rigidité et la diminutiond l'élasticité de la sclérotique (*contenant*), (*b*) un état d'irritation dans le domaine du trijumeau et *c*) la stase veineuse (*contenu*).

De l'inflammation dans le glaucome.

Nous venons de faire ressortir toutes les causes qui pouvaient avoir une action sur l'augmentation de la pression intra-oculaire ; il nous reste à parler des phénomènes inflammatoires qui accompagnent le glaucôme.

Nous ne saurions, comme le fait Donders, séparer en quelque sorte le glaucôme en lui-même des phénomènes inflammatoires pour les attribuer à une ophthalmie qui n'en serait que la complication.

Tout se lie dans le glaucome. Les phénomènes inflammatoires ne sont pas indépendants de ce qui se passe dans le processus glaucomateux.

D'autres états pathologiques nous le montrent d'ailleurs d'une façon irrécusable ; nous ne citerons que les épanchements pleurétiques et ceux du péritoine. Nous croyons donc que l'inflammation est due à une altération des parois vasculaires qui, dans une hypersécrétion, jouent un si grand rôle. Il se fait des troubles de nutrition, qui au début peuvent être insignifiants et passer inaperçus ; mais lorsqu'un vaisseau est soumis longtemps aux actions nerveuses, il se fait des altérations trophiques qui don-

nent naissance à l'inflammation. Cette inflammation est
la même que partout ailleurs et peut survenir au bout de
lrès-peu de temps, ou après une durée assez longue du
processus glaucomateux. Ne pourrait-elle pas être primitive dans certains cas ? Nous le croyons.

L'anatomie pathologique nous démontre la participation des parois vasculaires dans les affections glaucomateuses ; les hémorragies de la rétine et de la choroïde
sont dues à leur rupture ; elles se font tantôt spontané-
ment, tantôt à la suite d'une iridectomie qui a brusque-
ment diminué la tension intra-oculaire.

De plus la pression intra-oculaire elle-même peut directement donner lieu à des phénomènes inflammatoires.
Le changement dans la circulation, l'interruption à certains moments du courant artériel, révélé par les pulsa-
tions, peuvent provoquer des altérations inflammatoires
des parois vasculaires. Une augmentation subite de la
pression intra-oculaire peut, ainsi que le montre un cas
de Rydel, donner lieu à la plus violente inflammation
glaucomateuse. Cependant l'inflammation peut manquer
souvent comme le montre l'expérience. La résistance des
parois vasculaires peut être très-considérable, et l'augmentation peu rapide de la pression intra-oculaire provoquer des changements peu importants dans la circulation.

On voit donc qu'un grand nombre de circonstances se
déroulent dans les affections glaucomateuses et que c'est
par leur association que ces dernières apparaissent.

Il en résulte que l'origine n'est pas toujours la même
pour une forme glaucomateuse quelconque, et par contre
la même forme peut avoir des causes différentes.

ETIOLOGIE.

Les affections glaucomateuses entrent à raison de 1 0[0 dans l'ensemble des maladies de l'œil. Les deux sexes en sont frappés à peu près à nombre égal, mais l'âge joue un grand rôle. On trouve le glaucome surtout après l'âge de 50 ans, cependant on a exceptionnellement observé des cas de glaucome primitif à un âge beoucoup moins avancé.

Stellwag observa un cas de glaucome arrivé déjà à la fin de la deuxième période chez un enfant de neuf ans.

Laqueur et Schirmer rapportent chacun un cas de glaucôme simple observé chez deux garçons de 12 ans, chez celui de Laqueur les deux yeux étaient atteints, Mooren l'observa également deux fois ; la première observation est celle d'un jeune homme de 16 ans, la seconde d'un autre jeune homme de 19 ans.

Wecker (dans son traité des maladies des yeux, p. 503) cite encore deux cas de glaucome inflammatoire chronique, l'un observé à sa propre clinique, l'autre à la clinique du docteur Sichel.

Les deux malades n'avaient pas plus de vingt ans.

Le glaucome atteint généralement les deux yeux, l'un après l'autre, à un intervalle plus ou moins éloigné.

Quelques auteurs, Rosas et Sichel, prétendent que l'œil gauche est atteint de préférence, cependant Schmidt sur 214 cas l'a observé 116 fois à droite et 98 fois à gauche.

Quant aux différentes formes glaucomateuses, c'est la forme chronique qui est la plus fréquente, vient ensuite le glaucome chronique simple et enfin le glaucome aigu !

Il est à remarquer que le glaucome aigu frappe plus souvent les femmes, mais cela tient généralement à la cessation des règles ou à une irrégularité dans le flux menstruel ; d'un autre côté, la suppression d'un flux hémorrhoïdal peut donner lieu à des accès glaucomateux.

On a également remarqué que les yeux frappés de glaucome étaient généralement atteints d'hypermétropie.

Chez un grand nombre de malades, on a pu constater une disposition héréditaire.

Arlt cite deux sœurs atteintes de cécité glaucomateuse dont la mère était devenue aveugle à la suite de la même maladie. Nous trouvons encore chez le même auteur deux autres observations ; celle d'une femme dont la mère avait été frappée de glaucome, et celle d'un homme dont e père et les deux oncles étaient devenus aveugles par suite d'affections glaucomateuses.

De Graefe croit que c'est surtout le glaucome inflammatoire qui est héréditaire ; ainsi il a connu plusieurs familles chez lesquelles depuis trois générations déjà, règnent les affections glaucomateuses.

Bénédict et Rosas enfin ont appelé l'attention sur la fréquence du glaucome chez les Israélites ; Rydel l'a observé dans la proportion de 13 0⁰⁰ chez ces derniers, et de 5,8 °/₀ chez les autres.

La plupart des malades atteints du glaucome ont les yeux pigmentés (Arlt).

Les névralgies en sont souvent, comme dit Sichel, les symptômes précurseurs.

La goutte dès les temps les plus reculés a été signalée comme ayant des rapports avec le glaucome .Sichel rapporte un cas très-intéressant dans les annales d'oculistique. Il s'agit d'un rhumatisant appartenant à une famille dont tous les membres étaient atteints de la même maladie. Son œil gauche devint tout à coup glaucomateux et son état général s'améliora. Cinq mois après il eut de nouveaux accès de rhumatisme avec douleurs dans les genoux; au bout d'un certain temps les douleurs cessèrent, mais le lendemain il y avait formation subite d'un glaucome dans l'œil droit.

Cependant Velpeau, déjà en 1840, dans un mémoire sur les ophthalmies, attira l'attention sur l'insuffisance de preuves dont se contentaient beaucoup d'auteurs pour diagnostiquer un rhnmatisme, et on constata la réalité dans bon nombre de cas. Flatow, d'un autre côté, fait remarquer que les affections goutteuses étaient devenues beaucoup plus rares sans que pour cela le glaucome soit devenu moins fréquent.

De nombreux exemples nous montrent que des émotions vives n'étaient pas sans influence sur la formation du glaucome dans des yeux déjà malades.

On cite encore comme cause du glaucome des excès alcooliques, des indigestions, des traumatismes, etc., enfin des instillations fréquentes d'atropine. Nous ne croyons pas que l'atropine puisse être une cause directe de la formation du glaucome dans un œil sain; mais nous reconnaissons que, lorsqu'il existe déjà des dispositions à cette affection, on puisse provoquer un développement rapide et aigu du mal ; car il est certain que l'atropine peut augmenter la pression intra-oculaire.

Hippel et Grünhagen ont observé une grande augmentation de la pression intra-oculaire chez des lapins après des instillations fréquentes d'une solution concentrée d'atropine. Nous avons répété ces expériences et fait les mêmes observations. Cependant nous devons ajouter que le résultat ne fut pas partout le même; et nous croyons que cela tient simplement à une plus ou moins grande sensibilité de la muqueuse.

Il nous reste enfin à signaler un fait qui n'est pas rare et qui peut se produire à la suite d'un iridectomie pratiquée sur un œil glaucomateux, l'autre étant sain. Le docteur Fieuzal et de Mooren ont publié chacun des observations qui nous montrent, que peu de temps après l'opération de l'œil malade, l'œil sain était frappé de glaucome aigu. Nous allons donner la parole à notre maître, qui dans son excellent travail intitulé Clinique ophthalmalogique des Quinze-Vingts, résume ainsi son opinion sur ce sujet : « Cette observation nous montre, en effet, qu'une irido-choroïdite glaucomateuse peut être, sur l'œil sain, la conséquence du traumatisme que l'iridectomie provoque dans l'œil malade ; et on ne dira pas que cette irido-choroïdite glaucomateuse est, dans l'espèce, une pure coïncidence, car le lien étroit qui unit l'un à l'autre, les deux yeux est surabondamment démontré par les faits d'ophthalmie sympathique journellement observés. Mais alors même que ce serait une coïncidence, encore faudrait-il attribuer l'apparition à une cause générale qui ayant porté son action sur un œil, de manière à

en détruire la fonction par un processus morbide, aujourd'hui bien connu, ne manquera pas d'agir aussi sur
l'œil encore sain dans un temps plus ou moins éloigné. »

ANATOMIE PATHOLOGIQUE.

Malgré le grand nombre de recherches anatomiques qui
ont été faites depuis le commencement du siècle, ce n'est
qu'en 1856 que Muller démontra sur une pièce l'excavation du nerf optique. Cette excavation est relativement
assez profonde et les vaisseaux sont directement appliqués
sur les parois. La cause de cette excavation réside dans
la pression intra-oculaire qui, s'exerçant également sur
les membranes constituantes de l'œil aura naturellement
son maximum d'action sur le locusminoris resistentiæ,
c'est à dire sur le foramen sclérotical, rempli par les fibres
nerveuses tamisées pour ainsi dire à travers la lame criblée, laquelle se trouve refoulée en arrière d'environ 1 ou
1 1/2 mm. Cette membrane, qui est la continuation de la
sclérotique, se trouve sur un plan plus profond que la
surface externe de la sclérotique, quelquefois plus profondément encore. La papille suit ce mouvement et l'on
a ainsi au lieu d'une saillie papillaire une excavation dont
les parois sont formées par la sclérotique et le fond par
la lame criblée. La surface est tapissée par les fibres nerveuses qui, refoulées par la pression, se recourbent fortement et descendent à pic pour couvrir d'une couche
mince la lame criblée. Les vaisseaux situés du côté nasal
suivent le même trajet.

Dans l'excavation on trouve du corps vitré. L'excavation affecte la forme d'un cône à base dirigée en arrière, mais dans ce refoulement on comprend que la profondeur des parois n'est pas toujours la même dans tous les sens et qu'elle se trouve plus prononcée d'un côté que de l'autre. On explique ce fait par la façon dont se comporte le nerf optique qui n'est pas toujours cylindrique, mais qui présente à certaines places un diamètre plus considérable ou un renflement et ne traverse par conséquent pas la sclérotique en faisant une ouverture circulaire. S'il survient dans ce cas une pression intra-oculaire et un refoulement du nerf au delà du trou scléral, les parois se creuseront davantage aux endroits où se trouvent les renflements. Dans d'autres cas, il peut se faire une double excavation et une double différence de niveau. Premièrement, quand il existe une excavation physiologique, et ensuite quand le processus glaucomateux dure longtemps, et qu'à une excavation profonde déjà, il se vient ajouter une dilatation du canal central du nerf qui renferme les vaisseaux.

Il se fait de cette façon une deuxième excavation en entonnoir et les vaisseaux peuvent être tellement serrés contre les parois que le fond apparaît sans vaisseaux à l'examen ophthalmoscopique.

A l'endroit où les vaisseaux quittent les parois de l'excavation pour se mettre au niveau de la rétine, celle-ci se trouve considérablement amincie. Les vaisseaux se divisent au niveau du plancher ou un peu plus loin dans le nerf optique lui-même.

La profondeur de l'excavation à partir de la rétine est quelquefois de 0,6 à 0,8 mm.; la largeur au niveau de la choroïde mesure 0,7 à 1.25 mm. Les fibres nerveuses que nous avons signalées plus haut et qui tapissent l'excavation peuvent être parfaitement saines au début de la maladie, mais à la longue elles s'atrophient, et la pression continuant à s'exercer sur elles finit par les couper sur le bord tranchant ou tout au moins très-résistant du trou sclérotical. Cette atrophie frappe d'abord les fibres moins soutenues et moins épaisses qui se dirigent vers la macula; de la sorte, on se rend compte de la disparition rapide du champ visuel interne et, au contraire, de la conservation relativement très-prolongée du champ visuel externe, car du côté nasal les fibres nerveuses forment une véritable saillie qui protége plus longtemps les éléments nerveux contre les effets désastreux de la pression intra-oculaire. Sur l'une des pièces de Muller la cavité était tapissée par une mince couche de tissu fibreux analogue à celui qui entoure les vaisseaux. Au-dessous se trouvait un tissu très-dense venant de la choroïde au niveau de la lamina fusca.

Pagenstecher trouva dans un cas l'excavation remplie par un tissu riche en cellules et en vaisseaux et faisant même saillie dans le corps vitré. Le fond était formé par une couche de fibres transversales dans laquelle on trouvait des cellules fusiformes et quelques noyaux. L'atrophie des fibres nerveuses peut se suivre à une certaine distance dans le tronc du nerf optique. L'excavation manque au début, ainsi que dans la forme aiguë lorsqu'elle ne dure que peu de temps.

La rétine montre des altérations qui varient suivant le moment de la maladie et aussi suivant la forme. Muller trouva dans un œil complèment aveugle la couche des fibres nerveuses entièrement atrophiée, tandis que les couches externes, à l'exception de celle des bâtonnets, étaient parfaitement conservées ; mais il est possible que des altérations cadavériques les eussent détruites.

Dans un autre cas, moins avancé, la couche fibreus était moins atrophiée.

Bader trouva les couches les plus internes de la rétine transformées en une substance grise, amorphe et grenue, et Hulke la couche fibreuse amincie et ne contenant que très-peu des cellules ganglionnaires.

Schweigger constata dans d'autre cas une atrophie complète de ces cellules.

Pagenstecher trouva dans deux cas de glaucome hémorrhagique la rétine considérablement épaissie ; dans l'un, elle mesurait au niveau de la papille 0,92 mm. Cet épaississement était dû à une infiltration séreuse de toute la membrane.

Les fibres radiées de Muller étaient séparées par des masses exsudatives et on remarquait des extravasa sanguins dans toutes les couches excepté dans celle des bâtonnets. Dans le deuxième cas, l'infiltration séreuse était moindre, mais toutes les couches et particulièrement celle des cônes et des bâtonnets avaient subi des altérations dans leur structure.

Dans ces cas de glaucome hémorrhagique, les parois vasculaires étaient considérablement épaissies, mais les capillaires n'offraient pas un épaississement uniforme, de sorte qu'ils présentaient l'aspect le plus varié. Dans le deuxième cas de Pagenstecher les ectasies prenaient souvent la forme de chapelet, surtout sur les veines; mais on en voyait aussi sur les artères.

Mais outre les altérations vasculaires que nous venons de citer, il y a fréquemment encore l'athérome. A des périodes plus avancées il se produit des décollements.

Le corps vitré peut être transparent ou trouble. Flotow le trouva même intact dans un œil complètement éteint avec cataracte secondaire.

Dans d'autres cas, il est ramolli en partie ou en totalité; c'est ainsi que Muller observa un cas de décollement du corps vitré; la partie du corps vitré qui se trouvait derrière la zonule était encore assez épaisse, tandis que la partie postérieure était complètement liquide. Hulke, observa ce fait sur un œil éteint à la suite d'un glaucome aigu. Le trouble du corps vitré tient à la présence dans celui-ci de cellules de différentes formes; on y a trouvé des cellules rondes et fusiformes avec un ou plusieurs noyaux, d'autres renferment de la graisse. On y a rencontré aussi des noyaux libres et du sang; des globules rouges avec des cellules pigmentées. On a même observé la formation de vaisseaux. Enfin, le corps vitré peut disparaitre et être remplacé par un tissu fibreux avec des points d'ossification.

La choroïde ne présente souvent aucune altération pathologique. Pagenstecher, Flotow, Sichel ont observé de ces cas. De Graefe y a trouvé des extravasa et des vaisseaux athéromateux; Hulke des dilatations vasculaires, mais il y n'y avait pas d'altération dans la partie musculaire. Autour de la papille, comme l'ophthalmoscope le montre quelquefois, la choroïde est atrophiée et laisse voir un anneau blanc.

D'après Schweigger, il existe quelquefois des fibres qui partent de la choroïde et vont se perdre dans la lame criblée ; celle-ci étant poussée en arrière exerce des tiraillements sur la choroïde et peut occasionner des troubles de nutrition.

Magni trouva constamment dans le glaucome simple une atrophie des nerfs ciliaires. Dans d'autres cas, lorsque le processus glaucomateux a amené la cécité ou la dégénérescence, on trouve une altération de l'épithélium pigmentaire de la choroïde, de petits foyers purulents dans le stroma, de la décoloration, de la dégénérescence des cellules et un amincissement de toute la membrane. Enfin, on a encore observé des dépôts calcaires et des ossifications.

Cusco et Coccius ont surtout insisté sur les altérations de la *sclorétique*. Pamard dans sa thèse inaugurale, a adopté les idées de Cusco et prétend que dans le glaucome l'œil est continuellement diminué. Cependant Muller et Pagenstecher donnent les chiffres suivants sur les dimensions de l'œil après l'évolution complète du glaucome.

Le premier : diamètre antéro-postérieur 26 mm. équatorial 25 mm.

Le second : diamètre antéro-postérieur 23,2 et 24 mm.

A la suite d'inflammations, la sclérotique augmente d'épaisseur, cette épaisseur est surtout marquée au niveau de la papille, et explique l'excavation de celle-ci parce que la sclérotique fait saillie.

Coccius de son côté a trouvé le tissu conjonctif de la

sclérotique en complète dégénérescence graisseuse. La substance propre était jaune et plus compacte qu'à l'état normal. La graisse se trouvait en partie dans les corpuscules conjonctifs, en partie entre les fibres de la sclérotique. Cette altération se montre d'une façon assez uniforme dans toute l'étendue de la sclérotique et se continue jusque dans la lame criblée. Donders appelle l'attention sur les dépôts de phosphate de chaux qu'on trouve chez les vieillards et qui offrent au microscope des caractères analogues à ceux dont parle Coccius.

Magni trouva également la sclérotique plus rigide que d'ordinaire, mais Hulke et d'autres n'ont jamais constaté ce fait.

L'iris au début de la maladie est plus épais qu'à l'état normal et très-riche en vaisseaux et en cellules ; quelquefois on observe des apoplexies. Peu à peu il s'atrophie, surtout dans les couches externes qui se transforment en une membrane transparente et pauvre en cellules.

Le corps ciliaiare est quelquefois déplacé en avant et atrophié.

Le cristallin normal au début peut plus tard se cataracter ; il peut même se luxer et venir occuper la partie inférieure du corps vitré. On a également observé des dépots sur la capsule antérieure.

La cornée est normale dans quelques cas ; dans d'autres, on remarqua des altérations dans l'épithélium et le tissu propre. C'est à ce genre d'altération qu'il convient de rapporter les cas dans lesquels on observe une bandelette opaque analogue à la buée qui recouvre un verre de vitre quand on souffle dessus ; c'est là un symptôme très–important et caractéristique de la tension que subit la cornée par suite de la pression intra-oculaire ; il n'est pas très-rare d'observer dans le glaucome aigu de véritables ulcérations qui se voient aussi dans le glaucome chronique avec poussées imflammatoires et qui reconnaissent la même cause. Des fibres traversent quelquefois ses milieux en allant d'une lamelle à l'autre et il en résulte nécessairement un trouble très-marqué. On a encore vu des globules de sang s'amasser entre les lamelles.

Tels sont les caractères anatomiques que présente le glaucome.

TRAITEMENT.

Dès que l'on eut soupçonné la vraie nature du glaucôme, le traitement subit un grand changement. Nous ne parlerons pas des différentes méthodes qui servaient à le combattre avant cette époque, nous nous bornons à signaler celles qui avaient pour but de lutter contre la pression intra-oculaire.

C'est en Angleterre que furent faites les premières tentatives pour obtenir une diminution de la pression intra-oculaire.

Mackensie et Midlemore (1830), regardant le glaucome comme une augmentation du corps vitré, firent des paracentèses scléroticales.

Mais ce ne fut qu'en 1856 qu'on mit pour la première fois en pratique un moyen qu'on peut appeler héroïque contre cette terrible affection, et que de Graefe a eu l'insigne honneur d'ériger en méthode thérapeutique. Nous voulons parler de l'Iridectomie.

Reeb.   5

Avant d'appliquer l'iridectomie au glaucome, il avait observé son action si marquée sur la pression intra oculaire dans les ulcérations et infiltrations de la cornée et surtout dans les ectasies staphylomateuses ; celles-ci s'affaissent immédiatement après l'opération.

De Graefe, il faut le dire, après avoir vu Desmarres pratiquer l'iridectomie dans les iritis à rechute, eut l'idée d'appliquer l'iridectomie au glaucome et d'en rationnaliser l'emploi. On trouve les premières communications sur l'action curative de l'iridectomie dans le glaucome dans (Archiv, f., ophthalmologie III, 2° part., page 456 à 555, 1867) et dans une note sur la guérison dn glaucome adressée à l'Institut de France. A partir de cette époque, l'iridectomie fut employée par presque tous les praticiens pour combattre le glaucome et donna entre leurs mains, selon leur habileté, les succès les plus heureux, oui heureux quand on songe au nombre de malheureux frappés de cécité avant l'application de l'iridectomie à la curation de cette terrible maladie.

Cependant nous nous hâtons d'ajouter que l'iridectomie n'est pas un moyen infaillible pour combattre le glaucome.

Nous avons vu, dans l'étude que nous avons faite de la nature de cette affection, combien multiples sont les formes et les causes ; et de même qu'aucune théorie ou hypothèse ne peut expliquer seule tout ce que l'on rencontre dans le glaucome, de même aussi nous croyons qu'en généralisant l'emploi de l'iridectomie et en l'appliquant à toutes les formes de cette maladie, on commet la même erreur que les théoriciens dont nous parlons plus haut.

Cependant nous sommes forcé de reconnaître que l'iridectomie compte des succès dans toutes les formes glaucomateuses ; mais tirer de là la conclusion que c'est le traitement applicable à toutes les formes de glaucome c'est faire de l'empirisme. Il y a un fait incontestable : la diminution de la pression intra-oculaire. Cette opération est donc très-efficace dans les cas de pression intro-oculaire produite par une cause passagère. Mais dans les affections glaucomateuses dans lesquelles la pression intra-oculaire est sous l'influence de causes occasionnelles revenant périodiquement, le résultat de l'iridectomie n'est que passager.

L'expérience nous montre que l'iridectomie dépend de deux choses : de la forme du glaucome et de la durée de la maladie. Dans le glaucome aigu, son action est la plus marquée ; mais dans les autres formes glaucomateuses et particulièrement dans la forme chronique inflammatoire, son action est moins efficace, souvent même nulle.

Le glaucome chronique simple est la forme la plus rebelle.

MÉTHODE OPÉRATOIRE.

De Graefe traça les règles à suivre dans l'iridectomie appliquée aux affections glaucomateuses.

La section doit être aussi périphérique que possible, afin de pouvoir exciser l'iris dans toute son étendue jusqu'aux procès ciliaires. Dans ce but, il faut faire la section à un millimètre du bord cornéen dans la sclérotique ; l'ouverture externe de l'incision aura ainsi une étendue de six à huit millimètres, et l'ouverture interne qui doit aboutir exactement à la circonférence de la cornée mesurera de quatre à six millimètres de longueur.

Il est préférable d'employer, pour faire cette section, le couteau de de Graefe. Avec cet instrument l'ouverture interne devient plus grande, ce qui est très-important pour l'excision d'une grande portion d'iris. On n'arrive pas au même but avec le couteau lancéolaire, parce que, dans le cas ou la chambre antérieure est très-étroite, on est continuellement occupé à éviter l'iris et le cristallin qui sont chassés en avant. On reste ainsi dans les lamelles de la cornée et l'excision périphérique de l'iris devient impossible.

D'un autre côté, l'incision périphérique est encore très-importante lorsque la pupille est très-dilatée et que l'iris se trouve réduit à une petite bandelette étroite ; dans ce cas, ce n'est qu'en faisant une incision périphérique qu'on peut arriver à saisir l'iris avec les pinces.

On recommande encore, dans ce cas, d'éviter de tailler un grand lambeau conjonctival, afin d'éviter une cicatrisation vicieuse. Nous reviendrons plus loin sur cette question et nous prouverons que, loin d'être aussi dangereux qu'on veut bien le dire, ce lambeau conjonctival ou plutôt cette cicatrice vicieuse a été la seule planche de salut de plus d'un malade.

Il nous reste à appeler l'attention sur un dernier point. On doit laisser écouler le liquide de la chambre antérieure le plus lentement possible, soit qu'on emploie le couteau à cataracte, soit le couteau lancéolaire. L'écoulement de l'humeur aqueuse diminue la pression intra-oculaire, de sorte que si, elle s'écoule rapidement, elle peut produire une déchirure de la zonule et de la capsule cristallinienne, ce qui aurait pour conséquence l'issue du corps vitré et le développement d'une cataracte. Il pourrait également se faire des hémorrhagies rétiniennes et choroïdiennes qui mettraient l'œil dans des conditions défavorables au rétablissement de ses fonctions,

Il faut encore éviter avec soin les enclavements de l'iris qui sont très-fréquents dans ces iridectomies. Le sang ou l'air qui peuvent pénétrer pendant l'opération dans la chambre antérieure sont sans danger; le sang est résorbé et l'air disparaît dans très-peu de temps.

Si la dilatation de la pupille gênait pour exécuter l'opération on pourrait instiller quelques gouttes d'ésérine. L'action de cette dernière sur l'iris se maintient tant qu'il n'est pas atrophié.

L'iridectomie a subi des modifications.

Bowmann saisit la portion d'iris à exciser à peu près au milieu, la tire fortement en dehors et incise l'iris d'un côté de la pince, depuis son bord pupillaire jusqu'au bord ciliaire; ensuite il l'arrache jusque dans l'angle de la plaie et le coupe avec les ciseaux, Cette méthode, quoique rationnelle est dangereuse, car on peut provoquer un écoulement du corps vitré ou une luxation du cristallin.

Pagenstecher a également apporté une modification à l'iridectomie décrite par de Graefe; il l'exécute en deux temps et à quelque temps d'intervalle.

Pour éviter de blesser la capsule, il commence par faire

une petite excision d'iris en n'enfonçant le couteau qu'à une faible profondeur dans la chambre antérieure ; il n'agrandit cette première pupille que lorsque la chambre a suffisamment gagné de profondeur.

Il est plus avantageux de faire l'iridectomie en haut ; car la paupière, en recouvrant une grande partie du coloboma, compense assez complètement l'éblouissement qui résulte de la brèche faite à l'iris.

Cependant l'iridectomie n'est pas sans avoir certains inconvénients.

Lorsque l'on examine, quelques jours après l'opération, un œil glaucomateux, on trouve si les milieux sont devenus transparents des hémorrhagies dans la rétine et dans le corps vitré, elles sont surtout situées au niveau de la papille et de la macula ; on ne peut les attribuer qu'à la diminution rapide de la pression intra-oculaire amenée par l'opération. Il est à remarquer que cet accident ne se rencontre que dans le glaucome aigu ; dans le glaucome simple, rien de pareil ; on voit que l'état des vaisseaux n'est pas sans importance dans les cas qui nous occupent.

On a vu enfin des cataractes survenir quelque temps après l'opération, mais nous croyons qu'elles doivent être attribuées plus souvent, dans ces cas, à l'opérateur qu'à l'opération elle-même.

D'un autre côté, il survient, quelquefois deux ou trois jours après l'opération, un accès glaucomateux sur l'œil sain, dans le cas où celui-ci avait été ménagé parce qu'il ne présentait rien d'anormal.

Nous terminons enfin par une objection toute personnelle. On observe souvent, au niveau d'une cicatrice, de vives douleurs que l'on explique par les tiraillements ou la compression que subissent les extrémités nerveuses qui s'y rendent. Or, dans l'iridectomie, on fait une plaie assez large et qui comprend de nombreux filets nerveux; ceux-là même qui, d'après Donders, sont le point de départ de l'irritation qui, par action réflexe du trijumeau, produit une augmentation de la pression intra-oculaire. L'iridectomie ne créé-t-elle pas de cette façon de nouvelles causes qui seraient le point de départ d'un nouveau processus glaucomateux?

Théorie sur l'action de l'iridectomie.— Il est certain que l'iridectomie diminue la tension intra-oculaire dans la plupart des affections glaucomateuses. Est-ce la plaie scléroticale ou l'évacuation de l'humeur aqueuse, ou l'excision de l'iris, ou enfin tout cela réuni qui produit le résultat final? Il est impossible de résoudre cette question d'une façon générale; car, comme nous l'avons démontré, les causes qui peuvent produire une augmentation de la pression intra-oculaire sont multiples. S'agit-il, en effet, d'un glaucome dont la cause est dans la rigidité capsulaire, la section seule, dans ce cas, devra suffire pour amener la guérison.

La capsule gagne de cette façon en étendue par l'interposition d'un tissu nouveau, qui, d'après Stellwag, est lâche, et peut être facilement distendu. Il est aisé, d'après cela, d'expliquer les guérisons obtenues par Secondi, par une simple incision de la muqueuse et de la sclérotique.

Si, au contraire, la cause des phénomiènes glaucomateux est dans une hypersécrétion subite sous l'influence d'irritations nerveuses, la simple évacuation de la chambre antérieure peut agir efficacement sur les troubles de la circulation occasionnés par la tension sanguine, et sur l'altération des parois vasculaires qui déterminent l'inflammation. Ce fait est démontré par les résultats qu'ont donnés les ponctions de la chambre antérieure.

S'il s'agit enfin d'une irritation du trijumeau , l'excision d'une portion de l'iris, dans lequel Donders met le point de départ de ces irritations donne d'excellents résultats.

On voit donc qu'il est inadmissible de dire d'une façon générale que l'irridectomie guérit le glaucome, attendu que dans l'iridectomie doivent rentrer plusieurs facteurs. La section scléroticale d'abord peut produire une distension de la capsule (Stellwag), ou un relâchement du corps ciliaire)Quaglino), ou enfin une cicatrice à filtration (Wecker). L'excision de l'iris, de son coté, fait disparaître les nerfs qui s'y rendent, et, par conséquent, supprime un moyen d'irritabilité.

Il nous reste, enfin, à citer une explication fort ingénieuse de l'action de l'iridectomie due à Exner, et basée sur des recherches anatomiques. Il part de ce fait que, de même que l'augmentation de la tension vasculaire entraînait une augmentation de la pression intra-oculaire, de même aussi une diminution de la tension vasculaire devait produire une diminution de la tension intra-oculaire. Cette diminution de la tension vasculaire est obtenue de la façon suivante : la portion excisée de l'iris contient les plus petites ramifications artérielles et veineuses, ainsi que le système capillaire qui les relie ; dans l'œil, il reste au contraire les plus grosses branches : il se fait entre celles-ci, comme plusieurs préparations le démontrent, des anastomoses par lesquelles le sang artériel, sans traverser les capillaires, passe directement dans les veines. De cette façon, il se fait aussi bien une diminution de tension dans les artères de l'iris, que, plus loin, au moyen de rameaux récurrents, dans les artères de la choroïde.

Cependant, de Graefe, l'inventeur de l'iridectomie, appliquée comme moyen curatif au glaucome, regarde toutes les explications que l'on a données des effets thérapeutiques de l'opération comme insoutenables. Lui-même crut d'abord que l'excision de l'iris diminuait la surface sécrétante ; mais on peut lui objecter que dans les périodes avancées du glaucome, lorsque l'iris est atrophié, celui-ci ne sécrétera que très-peu, et même qu'après l'opération il y a une augmentation de la sécrétion, puisque la chambre antérieure devient plus profonde. Plus tard, il crut, et avec raison, que c'était la cicatrisation cystoïde. que l'on observe assez souvent, qui amenait la guérison. Cependant, il abandonna également cette opinion, parce que, disait-il, on observe aussi des guérisons sans cette cicatrice. Il constata donc purement et simplement le fait, et n'admit aucune explication, parce qu'il croyait, à tort selon nous, qu'il n'y avait qu'un seul et même facteur qui agissait dans toutes les formes du glaucome.

De toutes les explications que l'on a données de l'iridectomie, celle de Wecker nous parait la plus juste. Pour lui, la chose principale est la cicatrice à filtration; il insiste donc beaucoup sur la manière de faire l'incision , elle doit être la plus périphérique possible, car, lorsqu'elle est cornéenne, il se fait une réunion immédiate. Ce que de Wecker cherche à obtenir, se produit également dans la cicatrice cystoïde. Nous allons donc dire quelques mots de cette variété de cicatrisation.

Quelques auteurs rangent cette cicatrisation parmi les inconvénients de l'iridectomie dans le glaucome. Avant de nous prononcer, voyons d'abord comment elle se produit et quels sont les résultats qu'elle entraîne. La cicatrice dans le limbe sclérotical qui se forme après l'iridectomie montre dans le glaucome certaines particularités qui sont différentes de celles qu'on observe quand on opère sur un œil sain et qui offre une pression normale. Tandis que, dans ce dernier cas, si la cicatrisation est normale, les bords de la plaie se réunissent intimement, de façon à ne laisser qu'une ligne blanche qui, après un certain temps, peut même disparaître complètement, il en est autrement dans un grand nombre de glaucomes. De Graefe a donné une description exacte de cette forme particulière de cicatrisation. Pendant les deux premières semaines, la plaie ne diffère pas des autres, mais, à partir de ce moment, les bords s'écartent peu à peu. L'espace qui les sépare se remplit d'une substance transparente, et l'on y remarque quelques fibres cicatricielles qui le parcourent en tous sens.

La transparence de ce tissu nouveau, donne à la plaie une couleur bleu noirâtre, rappelant celle de la pupille. Le tissu conjonctif cédant à la pression qui s'exerce sur lui, vient faire saillie entre les fibres cicatricielles, et peut donner lieu à de petites proéminences ampulliformes. Si elles sont plus prononcées à certains endroits, on obtint une cicatrice cystoïde. Souvent ce tissu est périodiquement rompu par l'humeur aqueuse qui vient se répandre sous la conjonctive. De Graefe a observé des cicatrices cystoïdes avec filtration deux ans après l'opération.

Dans ces cas, l'œil reste plus mou, bien que la chambre antérieure ait sa profondeur normale; et, quelques mois après, par suite de la rétraction du tissu cicatriciel, les petits kystes s'affaissent et disparaissent. Les enclavements de l'iris donnent souvent lieu à ces cicatrices ampulliformes; mais alors elles siégent en général au niveau des coins de la plaie. Elles semblent ainsi se produire plus volontiers quand la section scléroticale est très-périphérique. De Graefe a vu se produire dans la forme la plus typique la cicatrice cystoïde environ 1 fois sur 15, et, à un degré moindre, dans plus d'un cinquième des cas. Ces larges cicatrices transparentes, caractéristiques du glaucome, sont très-importantes et très-avantageuses pour la guérison, car elles facilitent la filtration de l'humeur aqueuse et exercent ainsi une action continue sur la pression intra-oculaire. On a beaucoup exagéré les dangers de cette cicatrisation. On lui reproche de produire des irritations de la conjonctive, de donner lieu à des collections purulentes dans le tissu interstitiel, à des hypopions, à de la panophthalmie même. Cependant, de Graefe, dans ses nombreuses observations, ne rapporte qu'un seul fait de ce genre.

Nous avons nous-même recueilli quelques observations dans la clinique de M. le docteur Fieuzal, et nous n'avons eu à enregistrer aucun des accidents dont nous venons de parler. Au contraire, nous n'avons eu qu'à nous louer de cette intervention de la cicatrice cystoïde.

L'observation suivante le prouve d'ailleurs surabondamment. Nous choisissons celle-ci parmi toutes celles que nous possédons, car elle est la plus typique :

M. Mancel, 53 ans; glaucome chronique simple avec poussées inflammatoires O. D.; opéré en 1871. Depuis l'opération, il n'a rien gagné comme vision ; celle-ci est complètement abolie; l'œil est dur, la chambre antérieure est effacée; la pupille artificielle pratiquée en haut est intra-cornéenne ou tout au plus à la limite de la cornée et de la sclérotique.

Il se présente à l'hospice le 12 mai 1874, se plaignant de voir des couleurs avec son œil gauche et de douleurs ciliaires qui reviennent par crises. La tension intra-oculaire est considérable; le champ visuel est restreint en dedans ; il y a imminence de glaucome aigu greffé sur un glaucome chronique. Excavation appréciable de la papille.

L'iridectomie est pratiquée le jour même en haut et par une incision périphérique ; la chambre antérieure était complètement effacée; cependant un large lambeau d'iris fut excisé.

Les douleurs cessèrent le jour même; les suites furent des plus simples, et le malade, après avoir quitté la clinique en très-bon état, constata que sa vision se rétablissait, en même temps qu'on pouvait noter une diminution considérable de la tension intra-oculaire; l'excavation glaucomateuse elle-même se comblait d'une manière appréciable. Notre opéré put reprendre son travail, et, quatre semaines après son opération, il revenait, se plaignant d'une sensation de boule au-dessous de la paupière qui gênait les mouvements du globe sans que sa vision parut en souffrir.

L'acuité et le champ visuel s'étaient sensiblement améliorés; mais, en regardant l'œil, on voyait la conjonctive soulevée par un chémosis séreux considérable, occupant toute la moitié externe du globe et se continuant visiblement avec une saillie vésiculeuse qu'au niveau de la plaie sclérale boursouflait la muqueuse, Nous avons devant nous un type de la cicatrice décrite sous le nom de cystoïde, et il nous était impossible de ne pas rapporter à cette même cicatrice le chémosis conjonctival résultant d'une véritable filtration qui servait, pour ainsi dire, de soupape de sureté à l'hypersécrétion dont les milieux étaient devenus le siége.

Du reste, l'opéré n'accusait aucune douleur et ne venait que pour se plaindre de la gêne que lui occasionnait le soulèvement de la conjonctive.

Quelques ponctions pratiquées dans le chémosis suffirent pour en amener l'affaissement. Il faut noter que l'œil gauche avait une tension normale, tandis que l'autre avait, au contraire, une tension très-considérable.

Quelques semaines après, le même phénomène se reproduisit exactement de la même manière, et il fallut cette fois donner quelques coups de ciseaux dans la conjonctive. Après quoi, le malade s'en retourna à son travail.

Il a fallu renouveler cette petite opération cinq fois dans l'année 1874-1875.

Nous n'avions pas revu notre opéré depuis longtemps, lorsque, cette année, le 19 octobre 1876, M. Mancel est revenu à la clinique, non pas pour son œil gauche qui va très-bien, mais pour son œil droit, qui est atteint d'une récidive de glaucome aigu avec le cortége habituel de cette terrible affection. Le globe est dur comme du marbre ; les milieux sont troubles, impénétrables ; la cornée, louche, est insensible et présente au centre une ulcération ; la chambre antérieure est effacée, et la cicatrice de l'opération pratiquée il y a cinq ans, ainsi que nous le rapportons plus haut, ne se laisse nullement forcer par une tension intra-oculaire cependant extrême. Pendant ce temps, l'œil gauche conserve une tension normale qui contraste d'une manière frappante avec la dureté pierreuse de l'œil droit.

A quoi tient cette différence ? Il nous semble difficile de la rattacher à autre chose qu'à la différence même des cicatrices, c'est-à-dire au mode différent qui a présidé à l'établissement d'une iridectomie dans l'un et dans l'autre œil atteints tous deux de la même affection. Dans l'œil gauche, on avait fait une incision sclérale ; dans l'œil droit, au contraire, l'incision était cornéenne ; celle-ci s'est cicatrisée rapidement sans laisser de traces, pour ainsi dire, de la section, tandis que, dans l'œil gauche, l'incision pratiquée ne s'est cicatrisée que d'une manière fort lâche par un tissu conjonctif interposé ; aussi nous est-il possible de faire un parallèle très-instructif entre les deux et d'en tirer des déductions pratiques de premier ordre. Comment n'être pas frappé, en effet, de voir que, pendant que l'explosion et l'évolution d'un processus glaucomateux si intense se fait sur l'œil droit, l'œil gauche n'en soit pas affecté et qu'il conserve une tension normale ? C'est que, grâce à la cicatrice cystoïde qui a suivi l'établissement de la pupille nouvelle, cet œil est à l'abri des ravages mortels pour les fibres nerveuses que la tension intra-oculaire ne tarde pas à déchaîner.

Quelques auteurs veulent qu'on intervienne et qu'on fasse disparaître les cicatrices cystoïdes ; nous ne croyons pas avoir besoin, après ce que l'on vient de voir, de plaider plus longtemps la cause de la cicatrice cystoïde. On a d'ailleurs déjà cherché à mettre en pratique les indications rationnelles fournies par cette intervention de la nature. Nous trouvons les premiers résultats de ces tentatives dans la thèse inaugurale de madame Ribard (1876). La filtration artificielle, comme on peut le voir d'après les observations rapportées dans ce travail, n'a rien de dangereux. Le fil d'or dont on se sert et que l'on fait passer dans la chambre antérieure est parfaitement supporté par l'œil. Nous croyons, d'après des expériences que nous avons faites sur des lapins, qu'il vaut mieux se servir d'un fil double enroulé en spirale ; on évite ainsi d'être obligé de toucher au fil pour faciliter la filtration, car le liquide s'écoule plus facilement en suivant l'intervalle qui se trouve entre les deux fils cylindriques.

L'expérience ne nous permet pas encore de formuler d'une façon rigoureuse dans quelles formes glaucomateuses la filtration artificielle doit être employée; cependant nous croyons pouvoir dire que c'est dans les formes chroniques qu'elle sera appelée à donner les meilleurs résultats.

Quelle est enfin la conduite à suivre dans la thérapeutique des différentes formes de glaucome et à quel moment faut-il opérer?

Au début, quand les accès ne sont encore caractérisés que par des sensations de couleur ou de légers obscurcissements, l'opération n'est pas indiquée. Il s'agit avant tout d'écarter tout ce qui pourrait provoquer un accès, tels que lectures prolongées, travaux intellectuels assidus, lumière vive, poussière, etc., en un mot, tout ce qui peut congestionner la tête; s'il y a presbyopie, il faut faire porter des verres correcteurs. Le chant ou tout ce qui nécessite des expirations prolongées doit être soigneusement écarté; il faut en même temps entretenir la liberté du ventre, et supprimer les boissons alcooliques et excitantes.

S'il existe des affections qui peuvent avoir une action quelconque sur le système vaso-moteur, il faut les combattre.

Lorsque les accès sont légers et de courte durée, on peut se tenir sur l'expectative; lorsqu'au contraire, il y a des douleurs et qu'elles se prolongent l'opium et la paracentèse sont indiqués ainsi que des émissions sanguines locales. Mais, il faut bien se garder d'employer les mydriatiques et surtout l'atropine car elles pourraient provoquer un accès aigu.

Mais quand les accès se rapprochent et augmentent d'intensité et quand la pupille devient paresseuse, il faut faire l'iridectomie ; dans ce cas, on conservera généralement la vision intacte et on fera disparaître les manifestations glaucomateuses.

Dans le glaucome aïgu il faut opérer le plus tôt possible, Quelques auteurs pensent au contraire, que si l'acuité n'a subi qu'une légère diminution on peut, surtout s'il y a de violentes douleurs ciliaires ou des vomissements, laisser passer cette première bourrasque. Cependant, il y a des observations qui montrent qu'une intervention immédiate est nécessaire et utile.

Madame G. fut atteinte de glaucome aigu, le 5 mai 1874. Notre maître, M. le docteur Fieuzal, fut appelé auprès de cette dame dans a soirée du lendemain.

Il la trouva en proie à d'atroces douleurs ciliaires et sus-norbitaires accompagnées de vomissements et de fièvres. L'œil était dur au toucher comme une bille de marbre, l'injection périkératique, caractéristique du glaucome aigu, la cornée recouverte d'une bande opaque particulière à certaines formes de glaucome ; les milieux n'étaient pas transparents ; la malade distinguait avec peine la bougie placée à un pied et la voyait tout entourée de cercles colorés.

On fit une injection de chlorhydrate de morphine et la malade se décida à être opérée le lendemain.

L'opération se fit dans les conditions ordinaires si ce n'est qu'on fut obligé de chercher l'iris avec la pince courbe.

Mais le 8, on constate quelques traces d'uvée sur ta capsule et une synéchie postérieure qui retient le sphincter interne adhérent à la capsule ; il en est de même sur tout le pourtour de la pupille ; cet œil n'avait jamais été auparavant le siége d'inflammation, il n'y avait jamais eu d'iritis.

Pour rompre ces adhérences, on fit usage de l'atropine et le 25 juin, il ne resta plus qu'une synéchie insignifiante.

Dans un autre cas, **M.** le docteur Fieuzal avait attendu 7 jours pour faire l'opération ; pendant ce temps il s'était fait des adhérences que six mois de traitement n'ont pas suffi à détruire. Ces faits comme le dit l'observateur, portent en eux plus d'un enseignement. Nous citerons tout au long les appréciations judicieuses dont il fait suivre son observation dans la clinique ophthalmologique des Quinze-Vingts, et nous nous rangeons derrière lui pour les soutenir.

« Cette observation nous paraît porter avec elle plus d'un enseignement. D'abord, nous n'aurons pas attendu pour intervenir que la période du début ou d'augment du processus inflammatoire fût passée, et eût fait place à une défervescence que la plupart des auteurs attendent pour opérer le glaucome aigu.

Nous croyons, en effet, qu'on n'attend pas impunément cette défervescence ; les troubles profonds, qui doivent à tout jamais altérer la fonction de l'organe en attendant qu'il la supprime dans une série d'attaques, sont évidemment le fait de cette tension excessive des milieux de l'œil. Celle-ci exerce son action sur tout l'ensemble des membranes qui tapissent la sclérotique, frappant de préférence les parties les moins résistantes de l'œil, et à ce titre la papille optique dont elle augmente et transforme l'excavation ; bientôt la pression devient suffisante, pour faire une section des fibres nerveuses, d'abord du côté le moins soutenu, là où elles sont le moins conden-sées, c'est-à-dire du côté externe pour gagner petit à petit tout le limbe papillaire et produire la cécité absolue par la solution de continuité qui s'établit entre la rétine et les fibres du nerf optique. » Un peu plus loin il ajoute : « L'observation de ces cas nous paraît de nature à dé-montrer ce fait important à savoir, que des yeux qui jus-que là n'ont jamais été le siége d'inflammation peuvent, au bout d'un temps très-court, quelques heures seulement, dans une attaque de glaucome aigu, devenir le siége de dépôts plastiques et contracter des adhérences nombreu-ses qu'il devient d'autant plus difficiles de rompre qu'on sera intervenu à une époque plus éloignée de ce début même. »

Les douleurs cessent généralement après 24-48 heures et les traces d'inflammation disparaissent en 6-7 jours, au bout desquels on peut examiner les milieux. Il n'est pas rare de trouver la papille normale, si l'accès a lieu pour la première fois, et si l'iridectomie est faite assez tôt.

On peut, au contraire, observer alors des extravasa sanguins dans la rétine ; ceux-ci disparaissent au bout de six à huit semaines et la vue redevient à peu près nor-male, quelquefois même complètement.

Dans certains cas l'effet de l'iridectomie est très-rapide. Landesberg a observé six heures après l'opération une amélioration qui allait jusqu'à 2/3 de l'acuité normale.

Toutes les parties de l'œil rentrent dans leur état normal. La pression disparaît, mais l'iris seul conserve des traces indélébiles (paresse, irrégularité). Mais la terminaison n'est aussi heureuse que lorsque l'accès se présente pour la première fois et qu'il a été de courte durée. Nous ne partageons nullement l'opinion de de Graefe qui assigne une période de quinze jours pour faire l'iridectomie. On a vu plus haut quel peut être le danger d'une temporisation en présence d'un ennemi de ce genre.

Si l'opération reste sans effet, la maladie se termine par l'atrophie de la papille ; l'acuité diminue continuellement, le champ visuel se restreint de plus en plus ; cependant les phénomènes inflammatoires disparaissent habituellement après l'iridectomie.

Si nous recommandons une intervention immédiate dans le glaucome aigu, à plus forte raison croyons-nous que l'on ne doive pas différer d'opérer dans le glaucome foudroyant.

De Graefe cite un cas dans lequel l'opération, pratiquée seulement trois jours après l'accès, ne fut suivie que d'un succès relatif, tandis que dans un cas semblable dans lequel il avait opéré huit heures après le début, le résultat fut des plus satisfaisants.

Nous avons déjà dit plus haut que chaque forme de glaucome demandait un traitement différent. Les résultats qu'a donnés l'iridectomie appliquée indistinctement dans tous les cas de glaucome le prouve surabondamment, car, si dans le glaucome aigu l'iridectomie donne des succès plus ou moins complets suivant le moment de l'opération, il n'en est plus de même dans les autres formes glaucomateuses. Dans le glaucome chronique avec poussées inflammatoires, les résultats même dans les cas les plus heureux sont lents à venir, il se passe des mois avant qu'on ait atteint le maximum des effets de l'opération. En général, les résultats sont d'autant plus heureux que la diminution de l'acuité sera moindre et les altérations du nerf optique moins avancées.

Si l'iridectomie est couronnée de succès on voit tous les phénomènes objectifs s'amender et disparaître peu à peu ; la chambre antérieure devient plus profonde et la pupille plus petite et sensible. L'iris présente un aspect assez normal et l'excavation peut même se combler jusqu'à un certain point. Il est surtout facile de constater ce fait lorsqu'un accès de glaucome aigu vient compliquer le glaucome chronique, sans qu'il y ait eu dans celui-ci une trop grande diminution de l'acuité ou une pression intra-oculaire trop élevée.

Si, par l'iridectomie, la pression intra oculaire est diminuée, on voit, après peu de temps, l'excavation devenir moins profonde et présenter une certaine pâleur ; mais cette pâleur, qui pourrait avoir quelque influence sur le pronostic, est sans importance, s'il n'y a pas en même temps une diminution marquée de l'acuité.

De Graefe l'explique par le changement dans la disposition de fibres nerveuses à la suite de la disparition de l'excavation ; certains faisceaux déjà atrophiés peuvent, de cette façon, devenir apparents à l'ophthalmoscope Comme dans le glaucome aigu, l'intervention doit être immédiate.

C'est dans le glaucome simple que l'efficacité de l'iridectomie est le plus contestable.

De Graefe, en employant sa méthode, n'a obtenu de succès que dans la moitié des cas. Cependant, dans cette forme même, l'iridectomie a eu à enregistrer des succès aussi surprenants qu'inexplicables.

Nous en trouvons quelques exemples parmi les observations publiées par M. le docteur Fieuzal et que nous avons été à même d'examiner. L'exemple le plus curieux nous est fourni par M. Schmitt.

Ce malade est atteint de glaucome chronique simple. L'œil droit ne conservait plus qu'une faible lueur en dehors; le champ visuel manquait en dedans en haut et en bas.

La tension intraoculaire était un peu au-dessus de la normale des deux côtés.

Jamais de douleurs appréciables.

Quant à l'œil gauche, il avait déjà perdu le champ visuel interne jusqu'à la ligne médiane, et il se contractait fortement en haut, en bas et en dehors.

L'examen ophthalmoscopique fit reconnaître une excavation glaucomateuse avec atrophie papillaire déjà avancée à droite et commençant sur l'œil gauche.

M. Fieuzal pratiqua sur chacun des yeux une iridectomie très-périphérique qui fut suivie d'un succès plus complet qu'il n'était possible de l'espérer; car au bout de peu de temps le malade qui était obligé de se faire conduire à la consultation de l'hospice y venait tout seul. Trois mois après en relevant son champ visuel on put constater une augmentation fort peu considérable il est vrai, du côté externe pour l'œil droit, mais assez notable dans tous les sens pour l'œil gauche et ce résultat se maintient près de deux ans et demi après l'opération.

Lorsque le glaucome ne céde pas à une première iridectomie, de Graefe conseille d'en faire une deuxième au point diamétralement opposé à la première.

Sperino, de son côté, recommande les paracentèses.

Les émissions sanguines locales, d'après certains auteurs, ont également un très-bon effet.

Il nous reste, pour terminer ce chapitre du traitement du glaucome, à parler de l'iridectomie préventive. Nous avons déjà, au chapitre étiologie, parlé de ce fait qu'après une iridectomie pratiquée sur un œil atteint de glaucome, surtout de glaucome chronique avec poussées inflammatoires, il pouvait éclater, peu de temps après, un accès glaucomateux sur l'œil resté sain jusqu'alors.

Certains praticiens recommandent, pour éviter cela, de faire en même temps une iridectomie sur l'œil sain. D'autres, au contraire, sans refuser de croire à l'action particulière de l'iridectomie dans ces cas, pensent que cette application n'est pas suffisamment justifiée. Nous sommes, quant à nous, entièrement convaincu qu'il peut résulter de grands inconvénients de l'intervention chirurgicale bornée et à l'œil atteint de glaucome avec poussée inflammatoire. Entre toutes, l'observation suivante que nous trouvons dans la clinique ophthalmologique des Quinze-vingts, le démontre d'ailleurs d'une manière péremptoire.

Madame Chaulieu 52 ans, rue des Tournelles vient à la consultation de l'hospice pour des douleurs ciliaires et susorbitaires persistantes au-dessus de l'œil gauche. La vision s'est perdue petit à petit de cet œil et elle n'a plus qu'une vision centrale réduite à un point ou à une légère fente verticale, la papille est excavée profondément et déjà atrophiée. Les douleurs reviennent par accès, et tout ce qu'elle a fait jusqu'ici n'a pu les calmer.

Diagnostic : Glaucome chronique simple avec poussées inflammatoires ayant enlevé petit à petit la vision qui est désormais irrévocablement perdue.

Il est urgent de pratiquer l'iridectomie sur cet œil pour mettre fin aux douleurs d'étranglement que font naître les poussées inflammatoires intermittentes.

L'œil droit est absolument sain, n'a jamais éprouve la plus légère douleur; la vision est normale S=20Į20; champ visuel normal. M. Fieuzal propose à la malade de faire une iridectomie sur l'œil gauche, et, en même temps, il déclare que la prudence conseille de faire, du même coup, une iridectomie sur l'œil encore sain.

L'opération sur l'œil perdu fut immédiatement acceptée, mais on demande à réfléchir avant de laisser toucher à l'œil sain; finalement on dut se borner à l'œil perdu. M. Fieuzal pratiqua le 5, sans faire usage du chloroforme, une large iridectomie du côté gauche par une incision très-périphérique; la tension intra-oculaire diminua aussitôt et ne se montra plus dans la suite; il en fut de même des douleurs qui cessèrent dès le jour même de l'opération.

Dès le lendemain de cette opération surviennent des douleurs ciliaires horribles dans l'œil droit et dans tout le côté droit de la tête. En même temps, la rougeur périkératique, l'épiphora, la photophobie, la tension excessive de l'œil, le resserrement de la pupille annoncent le début foudroyant d'une iritis ou d'une irido-choroïdite; les milieux deviennent troubles la vision est abolie dès le 7 avec des photopsies et des cercles irisés autour de la flamme de la bougie; la cornée se recouvre comme d'une buée; enfin les vomissements le frisson, la fièvre en un mot, le cortége obligé des étranglements, rendent la situation intenable. Le 8, paracentèse; sulfate de quinine, morphine, purgatif. La journée et la nuit sont un peu moins pénibles; le 10, les douleurs reparaissent avec la même intensité; nouvelle paracentèse; la cécité est complète de l'œil droit. Pendant ce temps l'œil gauche se comportait à merveille, la cicatrice était complète, la pupille en trou de serrure, les milieux parfaitement transparents, la tension moyenne.

Le 12 enfin, M. Fieuzal pratiqua une iridectomie du côté droit.

Dès que la section de l'iris fut faite, on put constater les traces de cette violente iritis plastique, restées sur la capsule, sous forme de dépots d'uvée, et l'éclairage latéral nous fit voir un dépot identique dans tout le pourtour de la pupille (jamais, auparavant, il n'y avait eu d'iritis).

Après l'opération, tout marche bien jusqu'au 17 où de nouvelles douleurs apparaissent, mais, cette fois elles cèdent facilement à l'injection hypodermique et à l'instillation plus fréquente du collyre d'atropine.

Les milieux s'éclaircissent notablement, mais la pupille reste toujours inégale et les adhérences qui existent dans toute l'étendue du pourtour de la pupille ont beaucoup de peine à être vaincues elles commencent à se rompre le 20, et nous voyons à partir de ce moment les phénomènes s'amender dc jour en jour.

Deux mois et demi après l'opération, le champ visuel était redevenu normal, et six mois après; madame Chaulieu, dont l'iris n'est pas encore libre d'adhérences, a recouvré, de l'O.D. une acuité de S—12\|20 au lieu de 1\|20 qu'elle était il y a deux mois à peine. Enfin avec des verres corrigeant sa presbyopie, elle peut lire le n° 3 Snellen et s'occuper à travailler, après avoir été aveugle un mois environ.

Les conclusions à tirer de cette observation ont été indiquées au chapitre étiologie nous n'y reviendrons donc pas.

Nous allons montrer maintenant par quelques observations que le glaucome, qui a déjà frappé un œil, est une menace continuelle pour l'œil resté sain, et qu'il n'y a rien que de très-naturel à proposer aux personnes qui sont atteintes de cette terrible maladie une double iridectomie, l'une sur l'œil déjà atteint (curative) et l'autre sur l'œil encore sain pour peu que sa tension soit exagérée et sa chambre diminuée (opération préventive), en s'efforçant, dans tous les cas, de mettre la plaie dans les conditions favorables à la production d'une cicatrice lâche et cystoïde, c'est-à-dire en les faisant très-périphériques et jamais cornéennes.

Voici quelques observations ;

Obs. I. — Madame L., 68 ans, atteinte de glaucome chronique simple O. G. devenu depuis quinze jours le siége de poussées imflammatoires intenses, tension d'une bille de marbre, cornée louche, milieux troubles, douleurs sus-orbitaires très-violentes avec fièvre et vomissements; c'est en pleine attaque de glaucome aigu que l'opération fut proposée et que la malade se décida aussi à subir l'opération sur l'O. D. qui depuis quelques jours présente une tension au-dessus de la normale avec un effacement notable de la chambre antérieure.

Le 15 juillet 1875, après l'avoir chloroformée la double iridectomie est faite en haut et très-périphérique du côté gauche, excision d'un large lambeau d'iris devenu friable ; à droite le couteau pouvait difficilement manœuvrer entre la cornée et l'iris. L'opéra;ion fut cependant faite très-régulièrement et les suites en furent très-simples. Sur l'œil gauche, existaient déjà des synéchies, et une cicatrice légèrement cystoïde succéda à l'opération. Depuis près d'un an et demi cette dame n'a plus souffert de son œil gauche dont elle a recouvré une bonne acuité et le champ visuel complet ; et quant à son œil droit elle n'en a jamais souffert et sa pupille artificielle cachée en grande partie par la paupière supérieure ne la gêne en aucune façon.

Cette observation est particulièrement intéressante, car cette dame a une sœur également atteinte de glaucome, mais qui est devenue aveugle malgré les soins d'un praticien très-estimé.

Nous ne possédons pas cette observation, nous connaissons simplement le fait. Elle fut atteinte de glaucome d'un seul côté ; on opéra l'œil malade sans toucher à l'œil sain et aujourd'hui, comme nous le disons plus haut, elle est aveugle. Cette dame était-elle atteinte d'un glaucome malin comme disent certains auteurs ? ou bien doit-elle la cécité dont elle est affligée, soit à elle-même, en refusant une opération qui paraissait superflue, soit aux opinions particulières de celui qui la soignait ? Voilà, d'un côté, l'hypothèse, de l'autre côté voici le fait. De deux personnes à peu près du même âge, consanguines et atteintes de glaucome de la même manière, c'est-à-dire d'un seul côté, celle qui subit une double iridectomie jouit de la vue autant que son âge le lui permet, tandis que l'autre, qui n'a subi d'opération que sur l'œil malade, est à tout jamais frappée de cécité.

Obs. II. — Madame B., 60 ans, atteinte de glaucome absolu O. D. avec douleurs revenant par accès ; l'œil gauche n'a encore r i e n eu,   m il présente une tension au-dessus de la normale, une iridectomie curative est pratiquée sur l'œil droit le 23 février 1876, et aussitôt après l'œil gauche lui-même est opéré, comme moyen préventif; les suites ont été des plus favorables.

Obs. III.— Madame X., atteinte de glaucome absolu de l'œil droit; rien à gauche; opérée des deux côtés le même jour 3 mars 1875. L'œil droit est devenu le siége d'une cicatrice cystoïde et comme la conjonctive soulevée gênait un peu les mouvements du globe la petite vésicule a été ponctionnée le 30 mars et une dernière fois le 21 avril.

Aujourd'hui encore tout va pour le mieux. (Clinique ophth. des Quinze-Vingts, 2° année inédite.)

Nous bornerons là ces citations qui nous paraissent de nature à faire naître la conviction dans certains esprits et qui, dans tous les cas, portent un grand appui à notre manière de voir si ellle ne la justifie entièrement.

Méthodes opératoires remplaçant l'iridectomie.

Les différentes manières d'envisager la nature du glaucome et d'expliquer l'action de l'iridectomie ont conduit les praticiens à faire des tentatives de toutes sortes, en rapport avec leurs opinions sur cette question.

Une des plus importantes tentatives, autant par les résultats obtenus que par les faits sur lesquels elle se base, est la scléroticotomie, surtout préconisée par Quaglino, après que Wecker et Stellvag eussent donné leur explication sur l'action de l'iridectomie dans le glaucome. Stellvag paraît avoir été le premier qui ait mis la théorie en pratique. Il a publié deux cas de glaucome chronique ancien, dans lesquels il fit, avec un large couteau, une incision oblique très-étendue dans la partie antérieure de la sclérotique. Il se borna, dans l'un des cas, à la scléroticotomie; dans l'autre, il excisa un large lambeau d'iris. Le résultat fut le même dans les deux cas et pouvait être constaté encore plusieurs semaines après.

Quaglino se sert, pour faire la scléroticotomie, d'un large couteau lancéolaire ; la ponction est faite à deux millimètres de la cornée dans la sclérotique. Par ce procédé on obtient souvent un enclavement de l'iris, bien que l'on ait conseillé de se servir d'ésérine pour éviter cet accident.

Wecker qui, dans son traité des maladies des yeux, dit que « s'il était possible de pratiquer une large scléroticotomie près du bord de la cornée sans qu'il en résultât d'enclavement de l'iris, nous nous abstiendrons complètement de toucher à cette membrane, » a également fait un certain nombre de scléroticotomies. Il la modifia même d'une façon fort ingénieuse afin d'éviter le prolapsus de l'iris. Dans ce procédé on fait, avec un mince couteau à cataracte, une ponction près du bord cornéen comme si on voulait tailler un lambeau de deux millimètres de hauteur. Après la contre-ponction on fait l'incision jusqu'au 2/3 en suivant le bord de la cornée. Après avoir fait la section on soulève légèrement les bords de la plaie en inclinant un peu le couteau afin de laisser échapper lentement l'humeur aqueuse. Quelquefois le bord pupillaire vient bomber au-dessus du couteau ; mais la présence de celui-ci dans la plaie l'empêche de s'y introduire. Ce n'est qu'après l'écoulement de l'humeur aqueuse et le resserrement de la pupille qui s'en suit que l'on retire le couteau entement et avec précaution ; il reste donc, au milieu de l'incision, une partie qui n'est pas divisée. Lorsque le glaucome est très-avancé et qu'il existe une atrophie de l'iris qui rend l'excision de celui-ci très-difficile, la scléroticotomie offrira des avantages réels.

Hancock recommande, à la place de l'iridectomie, la section du muscle ciliaire en se basant sur cette hypothèse que les symptômes principaux du glaucome étaient dus à la contraction de ce muscle. Selon ce chirurgien l'étranglement des vaisseaux et des nerfs serait supprimé. Il expose son procédé de la manière suivante : « J'introduis un couteau à cataracte à la partie inférieure et externe de la cornée, à l'union de cette membrane avec la sclérotique ; la pointe du couteau est poussée d'avant en arrière et de haut en bas jusqu'à ce que les fibres de la sclérotique soient divisées dans une étendue d'environ un huitième de pouce. Je divise et le sang s'écoule le long de la lame du couteau. Cette opération est rarement suivie de symptômes fâcheux. Dans un seul cas j'ai vu survenir un peu d'inflammation mais qui a promptement disparu. »

Hancock a surtout obtenu des succès avec sa méthode dans le glaucome aigu.

Il nous semble que cette opération agit comme une simple scléroticotomie ou comme une paracentèse; car les expériences sur le cadavre montrent qu'on ne réussit à couper qu'une partie des fibres circulaires et radiées du muscle ciliaire.

Ceux qui mettent toute l'action de l'iridectomie dans l'évacuation de la chambre antérieure se bornent à faire des paracentèses. Graefe lui-même a obtenu deux succès par cette méthode ; cependant les plus chauds partisans de cette méthode conviennent que dans les cas de glaucome ancien, elle ne peut lutter avec l'iridectomie.

PRONOSTIC.

En 1851, Sichel disait du glaucome : « Cette maladie est complètement incurable, » et Desmarres commence l'article traitement dans son Traité des maladies des yeux par ces mots : « le glaucome étant incurable, il devient très-difficile de poser les bases d'un traitement. »

Il est vrai qu'avant la découverte de l'iridectomie, on ne trouve aucun cas de guérison de glaucome. Mais depuis que de Graefe a appliqué cette opération au glaucome, le pronostic a notablement changé. Il dépend surtout de la forme et de la durée de la maladie.

BIBLIOGRAPHIE

Abadie, — Journ. d'ophtalm, 1872, I p. 72-78.

Adamuck. — Centralblatt f. dic. médic. Wissenchaften, 1866, S. 561, ibid, 1867, S. 433. Annal. d'ocul. T. LVIII p. 5-13. Klin. Monatsbl. f. Augenheilk 1867, S. 327-329 ; ibid. 1868, S. 386, ibid. 1869, S. 327.

Arlt. — Ueber glaucom. Wien, 1863. Viertelfahrschrift. Prag. 1848.

Bowmann.— Annal. d'ocul., 1863; TXLIX, p, 24.

Brisseau. — Traité de la Cataracte et du Glaucome. Paris,1709.

Beer. — Die Lehre von den Augenkrankeiten. Wien, 1792.

Boyer.— Traité des maladies chirurgicales. Paris, 1831.

Caron du Villards. — Guide pratique des maladies des yeux. Paris 1838.

Canstatt. — Ueber Markschwamm des Auges, und amaurostiches Katsenauge, S. 181.

Chélius. · Handbug der Augenheilkunde, Stuttgard, 1839.

Cusco. — Annal: d'ocul. 1861, TXLVI, p.73, ibid. 1862, TXLVII p. 291.

Donders. — Arch. f. oph. 1863, IX S. 2215.

Demonceaux. — Traité des maladies des yeux et des oreilles. Paris, 1786.

Demours. Traité des maladies des yeux, Paris. 1818.

Delame. — Cours complet des maladies des yeux. Paris, 1820.

Desmarres.— Traité théorique et pratique des maladies des yeux. Paris, 1847.

Fieuzal.— Clinique ophtalmologique des Quinze-Vingts, 1876.

Follin.— Bulletin de la Société de chirurgie, 1864.

Graefe. — Arch. f. ophthalmologie. annal. d'ocul. XXXVIII, p. 237.

Galezowski.— Traité des maladies des yeux. Paris 1872, p. 684.

Grunhagen et Hippel.. — Arch. f. oph. XIV, I. S. 219-258, 1868. ibid. XV, S. 265-287. 1869, ibid. XVI, S·27-48.

Hancock. Annal, d'ocul. T. XLIV. p. 47.

Hippocrate. — Aphorisme, III, 31.

Horner. — Klin. Monatsbl. f. Augenheilkunde, 1869, p.396.

Himly. — Augenheilkunde. Berlin, 1843, S. 360.

Jaeger. — Ueber Staar und Staar operationen. Vienne 1854, S. 103 et Ueber glaucom. und seine Heilung durch Iridectomie, Vienne 1858.

Laqueur. — Annal. d'ocul., 1869, T. LXI, p. 33-38.

Leber.— Arch. f. Oph. 1873 XIX, 2, S. 87-185.

Muller.— Ueber Glaucom. Wurtzburg, 1856 et arch. f. oph. IV, 2 S. 1-10.

Mooren. — Oph. Mittheil. Berlin 1874, S. 55.

Mackensie.— Traité pratique des maladies des yeux, traduit de l'anglais par Laugier et Richelot, Paris 1844.

Pamard.— Du glaucome, thèse de Paris, 1861.

Pagenstecher.— Klin. Monasbl. 1869 S. 392.

Quaglino.— Congrès périodique international d'oph. Londres 1872.

Rydel.—Klien. Monatsbl. f. Augenheilk, 1869 S. 395.

S. Yves.— Nouveau traité des maladies des yeux, Paris 1722.

Sichel. — Annal. d'ocul., 1841 el 1842, T. V, VI, VII.

Stellwag.— Handbug. f. augenheilkunde, Wien.

Sichel fils. Annal. d'ocul. 1871, LXVI, p. 19-36

Tavignot.— Gaz. médic. de Paris, 1846, n° 10 et 1. annal, d'aout. 1846, T. XV.

Velpeau. —Aanal. d'oeul. T. IV, p. 214. 1840.

Warlomout et Testelin.—Annal. d'ocul. 1866, T. LV, p. 193.

Weeker.—Tnaisé des maladies des yenx, Paris 1868.

Wegner.—Archiv. f. aph. 1866, XII, 2, S. 1-22.

Wenzel.—Manuel de l'oculiste. Paris, 1808.

A. Parent, imprimeur de la Faculté de Médecine, rue M^r-le-Prince, 31.

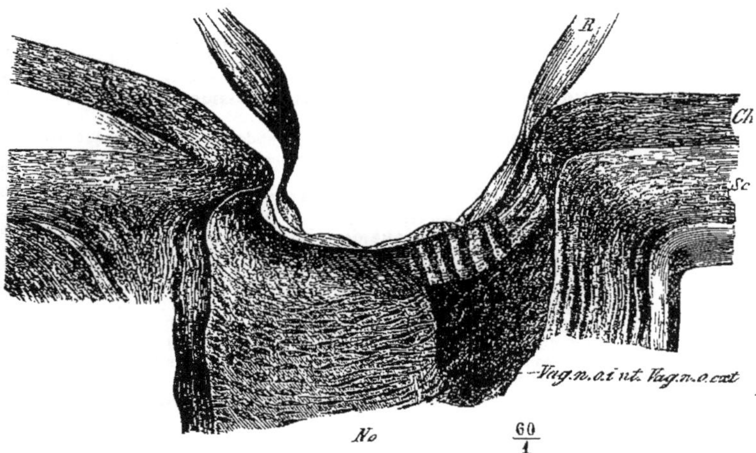

Fig. 1.

Excavation glaucomateuse simple.

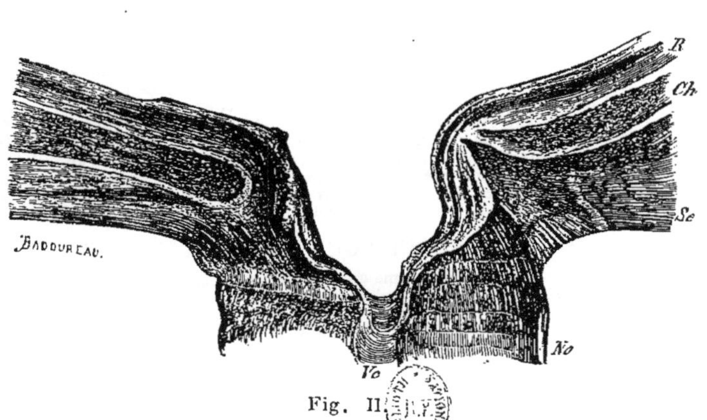

Fig. II.

Double excavation glaucomateuse